临床药物治疗概论

主编　何敬伟　时张玲　罗 群　张祥坤　罗 兰

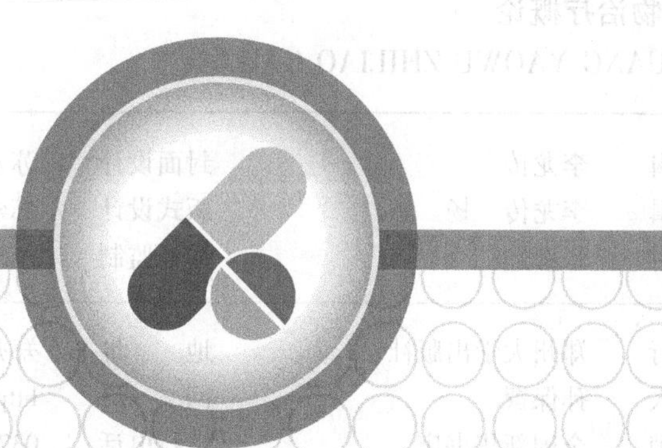

郑州大学出版社

图书在版编目(CIP)数据

临床药物治疗概论 / 何敬伟等主编. — 郑州：
郑州大学出版社，2022. 8(2024.6 重印)
ISBN 978-7-5645-8779-6

Ⅰ. ①临… Ⅱ. ①何… Ⅲ. ①药物疗法 Ⅳ. ①R453

中国版本图书馆 CIP 数据核字(2022)第 099660 号

临床药物治疗概论
LINCHUANG YAOWU ZHILIAO GAILUN

策划编辑	李龙传	封面设计	苏永生
责任编辑	李龙传　杨　鹏	版式设计	苏永生
责任校对	张彦勤	责任监制	李瑞卿
出版发行	郑州大学出版社	地　　址	郑州市大学路 40 号(450052)
出 版 人	孙保营	网　　址	http://www.zzup.cn
经　　销	全国新华书店	发行电话	0371-66966070
印　　刷	廊坊市印艺阁数字科技有限公司		
开　　本	710 mm×1 010 mm　1 / 16		
印　　张	11.5	字　　数	190 千字
版　　次	2022 年 8 月第 1 版	印　　次	2024 年 6 月第 2 次印刷
书　　号	ISBN 978-5645-8779-6	定　　价	69.00 元

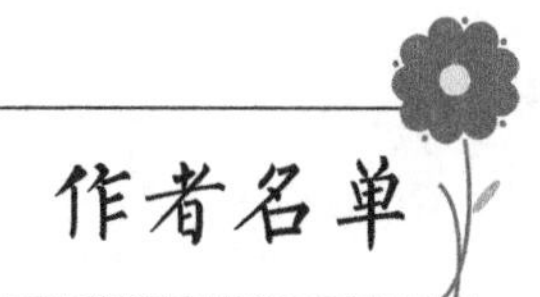

作者名单

主　编　何敬伟　时张玲　罗　群
张祥坤　罗　兰

副主编　范玉涵　郭　芬　徐俊鸿
张春梅　彭　蕾　官真水
冷佳蔚　张冬梅

编　委　（按姓氏笔画排序）
付　勇　李治纲　时张玲
何敬伟　冷佳蔚　张冬梅
张春梅　张祥坤　范玉涵
罗　兰　罗　群　官真水
徐俊鸿　郭　芬　彭　蕾

前言

药物治疗学主要是研究药物预防、治疗疾病理论和方法的一门学科，是临床药师实施药学服务、参与临床药物治疗活动的理论基础。通过学习药物治疗学知识，可以把药学知识和医学知识有机地结合起来，真正理解和掌握如何结合患者病情制订安全有效的药物治疗方案，以及用药后的监护和随访。

临床药学已经发展到以患者为中心，以生物学指标为指导，强调以预防疾病、精准治疗疾病、改善患者生命质量的药学服务阶段，因而对临床药师提出了更高的要求。药学服务要求临床药师不仅要严格按照医师的处方进行药物配置和发放，而且要应用专业的药物知识对于医师开出的处方进行审核，关注疾病的合理治疗，对疾病治疗过程进行决策，同时还包括提供人文关怀，以实现安全、有效、经济的药物治疗。

本书力求做到将医学知识理论和药学知识融会贯通、深入浅出，能够反映循证医学的理念和临床药物治疗的进展，以简明、扼要为编写原则，以指导基层医务人员临床合理用药为目的，突出医药知识的科学性和准确性，防病治病的实用性和实效性，文字叙述上的严谨性和逻辑性，希望能规范药物的安全和合理使用。

临床药物治疗学涉及的专业知识面广，加之编写人员水平、能力和学识有限，书中存在的不妥和疏漏之处恳请同行专家及广大读者予以批评指正。

编者

目 录

第一章　药物治疗的原则和过程 …… 001

第一节　药物治疗的原则和临床合理用药 …… 001

第二节　药物治疗的过程 …… 008

第二章　影响药物作用的因素 …… 021

第一节　机体方面的因素 …… 021

第二节　药物方面的因素 …… 027

第三节　其他因素 …… 033

第三章　化学治疗药物 …… 035

第一节　β-内酰胺类抗生素 …… 035

第二节　四环素和氯霉素类抗生素 …… 037

第三节　大环内酯类及其他抗菌药物 …… 039

第四节　合成抗菌药物 …… 042

第四章　疾病对临床用药的影响 …… 046

第一节　疾病对药动学的影响 …… 046

第二节　疾病对药效学的影响 …… 050

第三节　疾病状态下的临床用药 …… 052

第五章　呼吸系统疾病药物治疗 …… 054

第一节　急性上呼吸道感染 …… 054

第二节　肺炎 …… 058

第三节　支气管哮喘 …… 068

第四节　慢性阻塞性肺疾病 …… 077

第六章　神经系统疾病药物治疗 …… 083

第一节　癫痫 …… 083

第二节　帕金森病 …… 090

第三节　阿尔茨海默病 …… 096

第七章　泌尿系统疾病药物治疗 …… 102
第一节　尿路感染 …… 102
第二节　肾小球肾炎 …… 108
第三节　肾病综合征 …… 116
第八章　血液系统疾病药物治疗 …… 121
第一节　贫血 …… 121
第二节　中性粒细胞缺乏症 …… 136
第三节　白血病 …… 141
第九章　药物不良反应与药源性疾病 …… 156
第一节　药物不良反应 …… 156
第二节　药源性疾病 …… 163
参考文献 …… 175

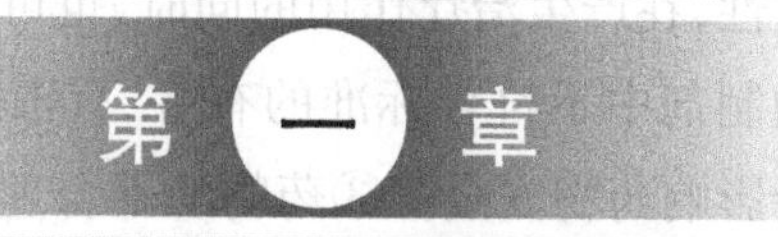

第一章 药物治疗的原则和过程

第一节 药物治疗的原则和临床合理用药

一、药物治疗的原则

在开始药物治疗之前,首先需要明确的是,只有在必要情况下才能开启药物治疗。如高血压、高血糖、高血脂等疾病早期,应尽量先通过调整饮食、加强锻炼、改变生活方式及习惯等达到控制疾病的目的,如果上述手段都不能实现目的,药物治疗又的确能使患者获益,方可考虑开启药物治疗。需根据疾病、患者和药物各方特点进行综合评估,权衡利弊,选择最适合患者的治疗方案。启动药物治疗后就要遵守药物治疗的一般原则,包括安全性、有效性、经济性和适用性。

(一)安全性

保证患者的用药安全性是药物治疗的重大前提之一。药物在发挥防治疾病作用的同时,可能对机体产生不良反应或改变病原体对药物的敏感性。药物不良反应可能导致机体器官功能和组织结构的损害,甚至产生药源性疾病,安全性是贯穿药物治疗始终需要考虑的问题。药物安全范围表明了安全性大小,一般是用药物产生疗效的最小有效量至最小中毒量这段距离表示,距离越宽,药物的安全范围就大,反之就小。药物的治疗指数可准确反映药物的安全性,治疗指数是引起半数动物死亡的剂量(LD_{50})与产生50%有效反映量(ED_{50})之比(LD_{50}/ED_{50}),治疗指数大的药物相对指数小的药物安全。

导致药物治疗安全性问题的主要原因有:①药物本身固有的生物学特性。药物具有两重性,在产生治疗作用的同时,也可能发生不良反应。②药品质量问题。药物制剂中不符合标准的有害、有毒相关物质超标准或有效成分含量过多均会影响药物安全。③药物的不合理使用。目前因药物不合理使用导致的药物损害的发生率逐年上升。

为了避免药物损害,应重点注意以下几点:在药品生产、流通、储存及使用过程中均应严格按照相关规定实施,避免给患者造成不良伤害;在临床阶段不滥用或过量使用药品,其中在临床医疗实践中避免不合理用药;药物治疗的安全性必须反复强调,为保证医疗安全,应放在一切医疗行为的首位。

(二)有效性

有效性是指药物的作用应是确切的,所选药物的适应证应与病情相符合,给药方案(包括剂量、时间间隔、给药方式等)要与患者状况相符合。用药的预期目的包括根除病源、治愈疾病、延缓疾病进程、缓解临床症状、预防疾病发生、避免某种不良反应的发生、调节人的生理功能。常用判断指标有治愈率、显效率、好转率、无效率。

药物的药效学特征是药物治疗有效性的基础,药物效应的发挥主要是通过药物与靶点结合引起机体生理生化功能改变来体现,药物作用靶点几乎涉及生命活动和过程的所有环节。要实现理想的药物治疗效果,必须综合考虑各种因素。有多种因素会影响药物治疗的有效性,如药物的生物学特性、药物的理化性质、剂型、剂量、给药途径和药物之间的相互作用等;患者自身机体方面因素同样会对药物治疗产生重要影响,如年龄、体重、性别、精神因素、病理状态、遗传因素和时间因素等;患者的用药依从性也同样会影响有效性。

药物治疗的有效性是临床药物治疗效果的重要体现,在医疗行为中很多时候需要权衡利弊,只有利大于弊,药物治疗的有效性才有实际意义。临床实践中不能因一味追求药物有效性,忽略了安全性等其他方面的原则。

(三)经济性

药物治疗的经济性是指以消耗最低的药物成本,实现最佳的治疗效果。药品属于重要的卫生资源,特别是我国仍处于发展中国家,满足基本的医疗保障需求是我国目前医疗工作的重点。所以经济合理利用药品,可优化治疗方案、减少医疗成本、节约医疗资源、实现可持续性发展。

药物治疗的经济性主要包括：控制药物需求的不合理增长；不盲目追求新药、高价药；控制有限药物资源的不合理配置；避免资源浪费与资源紧缺；控制被经济利益驱动的不合理过度药物治疗。不合理的过度治疗在导致患者经济损失的同时，也会造成医疗资源的浪费。

可采取经济学评价的方式对药物治疗方案的经济性进行评价，药物经济学是采用经济学原理和分析方法，对药物治疗在人类卫生保健过程中的成本和效果进行综合评价。以此衡量、比较不同药物治疗方案的成本和所能获得的效益，用于指导临床医师选择低投入、高疗效的药物，合理治疗，提高药物资源配置和利用的效率，使药物治疗达到良好的价值效应。药物经济学不仅关注药物治疗的成本，而且还重视药物治疗的效果，为控制药物费用的不合理增长提供了可借鉴的方法，在指导临床用药方面具有较强的科学性。

（四）适当性

药物治疗的适当性又称适宜性，适宜性原则主要包括：根据病情权衡利弊选择适当的药物品种，确定适当的剂量、疗程与给药方案，使药效正确发挥，达到治愈疾病的目的。在明确疾病诊断的基础上，从病情的实际出发，以循证医学为基础，选择适当的药物治疗方案。不适宜的药物治疗可能导致过度治疗。药物过度治疗是指超过疾病治疗需要，使用大量的药物却没有达到理想效果的治疗，表现为超适应证用药、剂量过大、疗程过长等。过度治疗的常见原因有：患者求医心切，受虚假广告诱惑导致过度使用；保护性的过度用药行为；部分医师处方追求“大包围”等。另一个不适宜的药物治疗问题为治疗不足，其表现为剂量不够，达不到有效的治疗剂量；或疗程太短，达不到预期的治疗效果。引起治疗不足的原因主要有：患者对疾病认识不够，依从性差且未能坚持治疗；患者因经济原因，又缺乏相应的医疗保障，导致无力支付药物治疗费用；目前我国国家基本药物政策还不完善，部分安全有效的药物供应不稳定，最终影响了某些疾病的治疗。过度治疗和治疗不足均会直接影响治疗效果，甚至产生严重后果，所以把握药物治疗的适用性也是药物治疗过程中必须考虑的一部分。

除了药物治疗，非药物治疗常也是综合治疗中的一部分，必要时还可开展手术治疗、心理治疗和康复治疗等。药物和非药物治疗在疾病病程不同阶段,可以相互配合、主次相互转换。应根据患者最核心问题和主要矛盾采取最适合的治疗措施。

二、临床合理用药

(一)合理用药的定义

合理用药是指以现代的、系统的医药知识,在了解疾病和药物的基础上,从大卫生观出发,安全、有效、经济、适当地使用药物,从而达到以最小的卫生资源投入,取得最大的医疗和社会效益的目的。世界卫生组织(WHO)的合理用药标准有5条:①开具处方的药物应适宜;②在适宜的时间,以公众能支付的价格保证药物供应;③正确地调剂处方;④以准确的剂量、正确的用法和用药时间服用药物;⑤确保药物质量安全有效。

(二)合理用药的重要性

在美国,80%的治疗计划都涉及药物治疗,药物几乎全面影响了患者工作、学习和生活。到2021年,在美国,处方总数估计接近50亿,而最近10年就增加了大约10亿张处方,增长速度非常快。所以不合理用药对社会、患者和家庭都可能导致巨大的不良后果。不合理用药可从不同途径导致机体损伤,包括药物毒性、过敏反应等,最终可能造成患者病情加重甚至死亡。不合理使用药物还可能导致病原体发生变异,对药物产生免疫力,造成药物疗效降低,导致耐药和浪费医疗资源,严重者甚至直接威胁患者生命。根据WHO的调查,全球每年约有近1/3的患者死于不合理用药,而非疾病本身。据国外一项针对11 804名超过65岁的患者的调查显示,其中超过半数存在治疗不足、治疗过量和错误用药等不合理用药现象。在我国,不合理用药情况也不容乐观,据统计,国内不合理用药占用药者的12% ~32%。

(三)合理用药的临床实践

实现临床合理的药物治疗主要有以下途径:①为药物治疗创造良好条件,包括改善环境、改善生活方式;②明确诊断,制定正确的治疗方案;③选择合适药物以达到消除病因、去除诱因、预防发病、控制症状、治疗并发症的目的;④选择合适的用药时机;⑤选择合适的剂型和给药方案;⑥选择合理配伍用药;⑦确定合适的疗程;⑧药物与非药物疗法的结合等。临床实践中实现合理用药应做多方面考虑。

1. 药物选择

在选择用药时，必须先考虑用药的必要性，在可用可不用的情况下无须用药；在必须用药时应考虑疗效问题及可能所致的药物不良反应，因此在用药时必须严格掌握药物的适应证，防止滥用药物。涉及联合用药时，必须考虑是协同作用还是拮抗作用，利大于弊时方可联用。

2. 给药途径选择

常见的给药途径有口服、注射等，不同给药途径直接影响药物在体内的有效浓度。不同给药途径各具特点，临床应根据患者情况和药物特点来选择。

（1）口服给药：最常用的给药方法，具有方便、经济、安全等优点，适用于大多数药物和患者。主要缺点是吸收缓慢而不规则，药物可刺激胃肠道，在到达全身循环之前在肝脏内部分被破坏，也不适用于昏迷、呕吐者，婴幼儿，以及精神病等患者。

（2）注射给药：具有吸收迅速且完全、疗效确实可靠等优点，包括皮下注射、肌内注射和静脉注射。皮下注射吸收均匀缓慢，药效持久，但注射药液量少（1 ~ 2 mL），并会引起局部疼痛及刺激，故使用受限；因肌肉组织有丰富的血管网，故肌内注射吸收较皮下为快，药物的水溶液、混悬液或油制剂均可采用，刺激性药物宜选用肌内注射；静脉注射可使药物迅速、直接、全部进入血浆生效，特别适用于危重患者，但静脉注射只能使用药物的水溶液，要求较高，较易发生不良反应，有一定的危险性，故需慎用。

（3）直肠给药：主要适用于易被破坏或口服易引起恶心、呕吐等少数药物，如吗啡直肠给药。吗啡的首过效应较大，通过直肠给药既可防止或减少药物在肝脏的生物转化，又可减少药物对肝脏的不良反应，达峰时间快，能快速达到有效的血药浓度，从而产生镇痛效果。

（4）舌下给药：只适合于少数用量较小的药物，如硝酸甘油片剂舌下给药治疗心绞痛，可避免胃肠道刺激吸收不完全和省过消除，吸收迅速，起效快。

（5）吸入给药：适用于挥发性或气体药物，如吸入性全身麻醉药。

（6）局部表面给药：主要目的是在局部发挥作用，如擦涂、滴眼、喷雾、湿敷等。

3. 药物剂型选择

药物制造工艺不同导致了药物生物利用度的不同。同一剂量的同一药物,不同的制剂会引起不同的药物效应,因此选择适宜的制剂也是合理用药的重要环节,要结合患者个体情况来选择适宜剂型。如急症患者用药要求起效迅速,宜用注射剂、气雾剂、舌下片、滴丸等;而慢性病患者,用药宜持久缓和,选用丸剂、片剂、膏药及长效缓释制剂等;皮肤疾病患者一般可用软膏剂、膏药、涂膜剂等;而某些腔道病变,则应选用栓剂、膜剂等。

其他方面还包括考虑给药时间间隔、用药时间及疗程的选择和影响药物的机体因素,合理用药是一个涉及多个方面的系统工程,需通过科学的管理、完善的技术支持和行为规范,需多方面配合才能真正实现合理用药。

(四)医疗团队合作实现合理用药

在现代医疗管理中,医疗团队合作模式越来越引起高度重视。由医师、药师、护师、营养师、检验技师和心理治疗师等不同医疗角色共同组成了现代医疗团队,通过共同协作,相互补充,力求从不同环节发挥专业优势。团队工作直接与临床治疗过程休戚相关,团队合作成功与否直接与治疗效果密不可分,是治疗成功的关键之一。

医师、药师和护师分工明确,各司其职。医师为治疗疾病的主导者,对患者病情的诊断、选择用药起着决定作用;护师作为患者用药的一线执行者,是患者身心、疾病、健康的护理者;而药师,特别是临床药师可以提供药学专业建议,更好地为药物治疗保驾护航。

合理用药,不仅是医师的责任,药师也要积极融入医疗团队中以提高在药学服务的品质,在团队里充分发挥专业特长,加强医药护协作,只有通过医师、药师、护师和患者的多方面努力,才能真正实现合理用药。

(五)临床药师在合理用药中的作用

临床药师是指以系统药学专业知识为基础,同时具备一定医学和相关专业基础知识和技能,直接参与临床用药全过程,促进药物合理应用和保护患者用药安全的药学专业技术人员。临床药师不仅是一个合格药品和药品全面信息的提供者,同时也参与疾病治疗过程决策,包括药品的选择、剂量的确定、给药方法的优化、治疗效果的评估,也是药物费用控制的参与者和监督者。随着临床药学学科的兴起,由过去传统的医院药学保证药物供应为主的模式，发展到药师参与临床治疗过程、协作制订用药方案，以实现提高疗效、降低不良反应发生、降低医疗成本的作用。

在院临床药师通过参与临床查房，直接面对患者，直观了解和熟悉患者的具体情况和疾病特点，明确用药思路。通过与医师、护师和患者的交流，了解患者的症状、体征变化，对患者的用药过程进行动态把握，便于合理评价用药方案和参与重点患者用药方案的制订。密切关注患者对医嘱的依从性、用药后疗效及体征变化和药物不良反应，保证患者的用药安全。美国等国家的成功经验表明，临床药师在治疗药物选择、治疗方案调整、药学监护、药物相互作用和不良反应监测等方面发挥着药学优势，对促进合理用药、减少不良反应和资源浪费，起到了不容忽视的作用。

（六）居家药物管理实现慢性病合理用药

综合药物管理是指为确保每名患者所有治疗药物（包括处方药、非处方药或营养补充剂等）都是单独评估过，确定每种药物都适合患者，充分考虑药物-药物间相互作用和药物-食物相互作用，确保治疗安全和有效，且患者能够按照预期计划用药。综合药物治疗管理特别适合慢性病患者出院后居家的用药管理。我国 2018 年发布的《健康管理蓝皮书：中国健康管理与健康产业发展报告》指出，我国慢性病发病人数在 3 亿左右，其中 65 岁以下人群慢性病负担占 50%。我国城市和农村因慢性病死亡占总死亡人数的比例分别高达 85.3% 和 79.5%。因此慢性病已成为危害我国居民健康的头号杀手。多数慢性病患者需在家长期用药，如何提高和确保慢性病患者在家治疗药物的管理也是目前药学服务讨论的热点话题。居家综合药物管理包括个性化的药学监护计划，通过适当的方式和手段实现预期的治疗目标，并通过定期随访以确保患者的实际治疗效果，同时充分征求患者理解和同意，调动患者积极性，共同参与治疗方案的实施，从而优化每位患者的药物疗效和临床结果。

居家药学服务拓宽了目前我国临床药学开展药学服务的领域，使得药师不仅在医院服务于住院人群，还可以为广大群众提供药学服务，从而更好地保障公众健康和加强合理用药。目前药师可开展的居家药物服务可包括但不限于：对就诊次数较高及用药种数多的居家患者提供药物重整和药物治疗管理服务；提供家庭药物咨询和用药指导；对于居家特殊患者（老人、孕妇、儿童、肝肾功能不全)提供特殊人群用药建议和监护计划;对于居家使用特殊制剂(如胰岛素、吸入制剂)提供操作指导等,为居家患者提供全方位的药学服务。慢性病管理和居家药学服务都是药师体现自身价值,拓展工作领域,积极服务患者,保障公众健康的重要途径,也是实现合理用药目标的积极措施,因为合理用药不仅仅是医疗机构的责任,只有全社会共同参与,提高健康意识,才能实现健康中国。

第二节 药物治疗的过程

药物治疗就是使用一切可以消除病因、维持机体内环境稳定和改善病变器官功能、减轻或解除患者痛苦、治愈患者的药物进行治疗的过程。药物治疗首先需要明确患者的问题,即明确诊断,随后制定治疗目标并选择适当的治疗方法,包括药物种类、剂型、剂量与疗程的选择。在治疗过程中,应监测临床与实验室各项指标,如符合预期结果则继续原治疗方案,如发现治疗效果不佳则要找到原因、修正原治疗方案或制订新的治疗方案,最后评估治疗结果,实现达到使患者获得痊愈或最大限度地改善病情,提高生活质量的目的。

一、药物治疗方案的选择、制定和调整

(一)明确诊断

诊断的明确是开启药物治疗方案的选择、制定和调整的首要步骤,只有综合分析和考虑各种临床信息后才能做出正确的诊断,包括分析患者主诉、详细的既往病史和用药史、体格检查、实验室检查和影像学检查等多项结果得出判断。诊断的明确意味着对疾病的致病因素、病理改变与病理生理学过程有较清楚的认识,在此基础上,才能使治疗措施准确地针对疾病发生和发展的关键环节起效,促使病情向好的方向转归。实际工作中,有时确立诊断的依据可能并不充分,而治疗又是必须进行的,此时仍需拟定一个初步诊断,才能进入下一步治疗,若患者症状很快明显改善则有助于确定上述诊断的正确,即临床上所谓的诊断性治疗。需要指出的是,在诊断完全不明确的

情况下即盲目地开始对症治疗,有时会造成严重后果。例如对发热的患者,未确定发热原因盲目使用激素类退热药物,导致不能观察患者热型,直接影响下一步诊治方案的进行,甚至导致治疗方向的错误,延误治疗和加重患者病情。

(二)确定治疗目标

确定治疗目标是综合考虑的结果,该目标的确定是建立在对疾病和患者情况充分认识的基础上,是一个反复思考、多方权衡、最终决策的过程,不仅要从治疗疾病本身出发,而且要从患者的综合结果去考虑。通常而言,治疗目标越明确,治疗方案越简单,选择治疗药物就越容易。但治疗目标有时不仅包括短期目标如改善患者目前的病理生理状态等,还包括长期目标如改善患者的远期生活质量等,这可能导致药物治疗方案的复杂性。例如:妊娠期妇女的药物选择不仅要考虑对妇女本身的影响,还要考虑药物对胎儿的潜在危害;控制高血压是高血压治疗的首要目标,不仅是严格控制血压,更应该降低心脑血管并发症的风险;控制血糖是糖尿病的直接治疗目标,近期可延缓糖尿病微血管病变,远期可减少心血管事件的发生。治疗目标的确定,实际是设立了一种对治疗结果的期望,建立了医患双方对最终治疗结果的评估标准。值得注意的是,如果患者对治疗结果的期待与医药工作者确定的治疗目标不一致,当这种期待在治疗过程中未能实现时,就可能导致患者对医药工作者的不信任,从而影响患者对治疗的依从性。因此,医务工作者要与患者进行全面深入交流,使患者对自己疾病的治疗效果产生正确的预期。一个正确治疗目标的确定无疑是一个好的开始,确保下一步治疗方向的正确。

(三)选择与制定药物治疗方案

对一个治疗目标而言往往有多个治疗方案和多种治疗药物,需要综合患者各方面的情况如考虑疾病、药物特征,遵循合理用药的原则,最终确定治疗药物种类、剂型、剂量和疗程,选择最佳治疗方案。药动学特征决定了治疗药物在体内作用的过程,包括药物的吸收、分布、代谢和排泄。如果患者存在与药物消除有关的主要器官疾病(如存在肝、肾功能损害),则需对一般性的给药方案进行适当调整,必要时适当减少用药剂量。选用缓释制剂可减少给药次数,但治疗成本会有所增加。因此所有治疗方案的选择都是综合考虑的结果,权衡利弊后才能做出最优化选择。

(四)开始治疗

药物治疗始于开具处方,开具一张书写清楚、格式规范的处方,标志着医师诊断的结束,也是药物治疗的开始。再好的药物治疗方案,如果患者不依从治疗或错误地用药,仍然不能获得预期的疗效。随着患者保健意识的增强和医药知识水平的提高,他们可能越来越不愿意被当作药物治疗的被动接受者,而是希望拥有信息的对称性,有时甚至会提出很多自己的意见。因此,临床医师或药师应向患者提供必要的信息,指导其用药,使其成为知情的治疗合作者。这对医患沟通模式提出了更高的要求,只有良好有效的沟通才能确保拥有良好的治疗开端。

(五)调整药物治疗方案

药物治疗方案需要随时根据患者的病情变化进行调整。早在确立治疗目标时,实际上就同时设定了反映疗效的观测指标与观察终点,需要在治疗过程中对这些指标和终点进行监测,以评估治疗效果。监测和评估都是药物治疗方案调整的基础,然后进行适度干预,决定继续、调整或是终止治疗方案。针对一个具体患者,初始治疗方案和"标准"治疗方案并不一定产生最佳治疗效果。虽然新型治疗方式如治疗药物监测和基因检测等措施有助于个体化用药,但目前优化药物治疗方案的最实用方法仍然是在临床实践中,对治疗过程加以监测,必要时进行调整、再监测的反复尝试。临床上监测观察指标有两种方式:①主动监测,即依据疾病类型、疗程、处方药量确定复诊时间,进行必要项目的检测,由医师自己评估治疗效果;②被动监测,即向患者解释出现治疗效果的表现,告知患者如果无效或出现不良反应时应做什么,在这种情况下,是由患者自己监测。

患者治疗方案的终点同样需进行评估,包括治疗有效和治疗无效两类。

治疗有效:患者按治疗计划完成了药物治疗且疾病已治愈,则可停止治疗。如疾病未愈或为慢性病,病情控制且无不良反应,或者发生的药物不良反应未影响治疗,可继续治疗。如出现严重不良反应,应重新考虑所选择的治疗方案,考虑可能导致药物严重不良反应的因素。

治疗无效:如果患者病情进展未控制,药物治疗无效,应重新考虑该患者诊断是否正确、治疗方案与处方药物是否恰当、剂量是否正确、疗程是否太短、给予患者的指导是否正确，患者依从性和对治疗的监测是否正确等。

二、药学监护

临床上监测治疗药物方案有多种，其中临床药师可以从药学监护的角度出发发挥作用。

（一）药学监护的定义

药学监护（pharmaceutical care，PC）是指药学人员以患者为中心，提供直接的、负责任的与药物治疗相关的监护，以期提高药物治疗的安全性、有效性与经济性。以达到明确治疗目标，改善患者生存质量的既定结果。它包括：①治愈疾病；②消除或减轻症状；③阻止或延缓疾病进程；④防止疾病或症状的发生。PC 包括 3 种主要功能：发现潜在的和实际存在的与药物有关的问题；解决实际存在的用药问题；防治潜在的用药问题的发生。

药学监护的主要内容如下。

1. 把医疗、药学、护理有机地结合在一起，让医师、药师、护师齐心协力，共同承担医疗责任。

2. 既为患者个人服务，又为整个社会公众健康服务。

3. 积极参与疾病的预防、检测、治疗和保健。

4. 指导、帮助患者和医护人员安全、有效、经济地使用药物。

5. 定期对药物的使用和管理进行科学评估。

（二）医院药学监护过程

住院患者药物治疗监护应贯穿于患者药物治疗的全过程，包括从患者进入病区接诊开始，至转出或离院为止。如患者有转科，再次转回病区后，应重新评估并实施患者监护，至再次转出或离院为止。监护过程主要有入院时进行药学问诊和医嘱重整；每日参与医疗团队查房；参与药物治疗方案的制定；了解并记录监护对象的重要病情变化等；每日开展药物治疗监护，内容包括定期评估治疗方案合理性；监护药物正确应用，包括配伍、用法用量、相互作用和不良反应的等。治疗方案调整时及时更改监护计划；定期评估和监护药物不良反应；积极开展相互作用和不良反应等监护。

（三）药物不良反应和药物相互作用的监护

药物不良反应和药物相互作用是在临床治疗工作中，与用药安全直接相关，但常常容易忽略的问题，是药学监护工作中最能体现临床药师专业优势所在。

1. 药物不良反应的监护

药物不良反应(adverse drug reaction, ADR)是指正常用法和用量情况下，药物在预防、诊断、治疗疾病或调节生理机能时出现的意外的、与防治目的无关的、不利的或有害的反应。几乎所有的药物都可引起药物不良反应，只是反应的程度和发生率不同。

临床药物种类繁多，用药途径不同，患者体质又因人而异，因此药物不良反应发生的原因也是复杂的，主要由药物本身的原因、用药患者机体原因、给药方法的影响及其他因素共同决定。开展药物不良反应的药学监护要注意除分析治疗药物常见不良反应外，还应考虑患者自身机体情况等，努力实现预防潜在药物不良反应，并采取相应措施进行防治，把药物不良反应可能带来的损失降至最小。发现并报告临床治疗过程中出现的药物不良反应是医务人员的职责，应掌握药物不良反应评价方法，如因果关系分析等和常见药物不良反应处置方法，承担宣传药品不良反应知识的工作，普及公众用药安全意识，力求在使用药品治疗疾病或调节生理功能时，将可能发生的药物损害风险最小化。

2. 药物相互作用的监护

在实际临床治疗工作中，药物的联合使用现象相当普遍，药物联合应用不可避免的产生药物相互作用。药物相互作用是指两种或两种以上的药物同时或序贯应用时，药物之间产生互相影响，使药物的理化性质、药效学、药动学等情况发生变化，导致药物疗效及不良反应发生改变(增加或减少)。狭义的药物相互作用主要发生在药物和药物之间，广义的药物相互作用还包括药物与内源性物质、食物、添加剂和烟酒等之间的相互作用。药物相互作用主要包括协同作用、相加作用、增强作用和阻断作用。

对药物相互作用的监护主要在于防止拮抗作用所导致的疗效降低和协同作用所导致的不良反应发生频率增高或程度加重。常见体外药物的相互作用有配伍禁忌和配伍变化，体内药物的相互作用有药动学和药效学的相互作用。开展药学监护还应注意分析中西药之间可能存在的药学相互作用及患者日常饮食(食物)、生活习惯(烟酒)等对治疗药物的影响，给出最适宜的药学监护方案才能保证治疗方案安全、有效地实施。

（四）个体化用药的监护

个体化用药的目的是提高药物的疗效、降低药物的不良反应、减少医疗费用。药物治疗的个体化，是实现药物治疗“量体裁衣”，充分考虑每个患者的个体因素，如遗传因素（即药物代谢基因类型）、性别、年龄、体重、生理病理特征及正在服用的其他药物等综合情况的基础上来制定安全、合理、有效、经济的药物治疗方案。目前需要拟定个体化给药方案的药物主要包括用于移植患者的免疫抑制剂如他克莫司、环孢素；抗菌药物如伏立康唑、万古霉素；抗肿瘤药物如埃罗替尼等。比如为何对于同一肿瘤的患者，有的可以使用靶向药物，而有的可以不用。这就是制定肿瘤患者的“个体化给药”方案。

治疗方案是合理用药的基础，可以通过长期的经验逐步积累建立起来，也可借助药代动力学参数来建立，后者更科学、快速、方便。个体化方案包括选定最佳药物、确定剂型、给药途径、给药剂量、给药间隔、给药时间和疗程等。给药剂量中包括初始剂量和维持量等。

制定个体化的给药方案同时需要个体化的药学监护，应根据每名患者个体情况差异、疾病情况差异、社会经济情况差异及治疗方案差异，实施个体化的用药监护。其中不同疾病、不同患者监护要点均不相同。

例如高血压患者，其监护要点主要为监护降压疗效，包括患者血压控制是否达标，不良生活方式等是否改善；监护患者依从性，告知患者终身治疗的必要性，不能自行随意终止；监护药物不良反应，注意监护有无低血压尤其是体位性低血压发生，监测心率、心脏功能、心电图、肝肾功能、电解质、血脂和血糖等。糖尿病患者的药学监护要点包括监测血糖（包括空腹血糖和餐后血糖）、糖化血红蛋白等指标；监测患者是否掌握正确的用药时间和方法，掌握血糖自我监测的方法，每日定时监测空腹和餐后血糖，是否坚持同时配合糖尿病饮食和运动治疗；是否注意预防低血糖事件；此外还应监测患者体重、肝、肾功能。骨质疏松患者的药学监护要点主要包括监护疗效，如用药后症状改善情况，骨密度检测情况；监测患者正确用药时间、剂量、饮食、自我保护、依从性等；还需监测血钙水平的变化，注意有无食管溃疡的发生。个体化的用药方案需要个体化的监护计划，根据每个患者不同的疾病特点、病理生理情况、药物治疗方案等制定计划,并及时评估与调整。对患者药物治疗有效性和安全性监护应贯穿其整个治疗过程,包括住院期间和出院后药学随访。

三、药动学和药效学在治疗方案设计中的应用

患者诊断及治疗药物初步确定后,选择最合适的剂量、剂型、给药方式、给药时间与间隔的组合,就是设计给药方案的过程。很多时候,虽然所使用的药物种类是相同的,但不同的给药方案之间的疗效差异或对患者生活质量影响的差异非常大。药物代谢动力学(pharmacokinetics,PK,简称药动学)和药物效应动力学(pharmacodynamics,PD,简称药效学)是药物治疗学重要的理论基础,可利用药物的药动学和药效学参数设计个体化的用药治疗方案。

药动学是应用动力学原理和数学方法,定量描述药物在体内动态变化规律的学科。药物通过各种途径(静脉、口服等)进入体内,其吸收、分布、代谢和排泄过程均存在"血药浓度经时"变化,对这一动态变化过程规律进行定量描述即为药物代谢动力学。药效学是研究药物对机体的作用原理与规律的科学,它主要任务是描述药理效应是如何随血药浓度变化的,是对药物的药理效应的时间过程进行分析。药动学和药效学是根据时间同步进行的两个密切相关的动力学过程,将药动学和药效学结合起来,增加作用部位的效应室,组成药动学和药效学结合模型,简称 PK-PD 模型,对了解药物在体内的作用特点,对于设计新药和合理用药都有重要意义。PK-PD 模型可通过药物血药浓度-时间-效应数据的测定,通过相应模型分析,可拟合出药物血药浓度及其效应经时过程的曲线,推导出产生效应部位的药物浓度,定量地反映其与效应的关系。

具体而言,药物作用的强度取决于血药浓度,血药浓度是指药物吸收后在血浆内的总浓度,包括与血浆蛋白结合的或在血浆游离的药物,有时也可泛指药物在全血中的浓度。药物在体内的浓度随着时间而变化,药物浓度与药物的临床作用密切相关,血药浓度达到有效浓度才能起效,如高出了安全的范围则可出现毒性反应。

在临床实践中,大多数药物治疗采用多次给药。按照一级动力学规律消除的药物,其体内药物总量随着不断给药而逐步增多,直至从体内消除的

药物量和进入体内的药物量相等时,体内药物总量不再增加而到达稳定状态,此时的血浆药物浓度称为稳态浓度,多次给药后药物达到稳态浓度的时间仅决定于药物的消除半衰期。药物半衰期即指血药浓度下降一半所需要的时间,其长短可反映体内药物消除速度,可根据半衰期确定给药间隔,一般来说,半衰期长,给药间隔时间长,半衰期短,给药间隔时间短,通常给药间隔约为一个半衰期。半衰期过短的药物,若安全性大时,可加大剂量并使给药间隔长于半衰期,这样既可避免给药过于频繁,又可在两次给药间隔内保持较高的血药浓度。当药物在体内达动态平衡后,体内药量与血药浓度之比值称为表观分布容积,根据药物的表观分布容积可以计算期望产生的药物浓度所需要的给药剂量,还可以根据分布容积的大小估计药物的分布范围,防止药物分布范围过大,导致在特定组织或器官中蓄积中毒。除静脉注射给药外,其他非静脉途径给药还需考虑药物的生物利用度,生物利用度是指药物吸收进入全身血循环的速度和程度。

下面以抗菌药物为例,展示通过运用药动学和药效学的知识可以优化抗感染药物的给药方案,达到最佳的抗菌疗效和最大限度地防止药物不良反应。抗菌药物根据 PK/PD 分类,可分为浓度依赖性抗菌药物和时间依赖抗菌药物。

1. PK/PD 理论在浓度依赖性抗菌药物中的临床应用

浓度依赖性抗菌药物的抗菌作用决定于药物的峰浓度(C_{max})、药-时曲线下面积(area under the cure, AUC)和最低抑菌浓度(minimum inhibitory concentration, MIC)的比值,最低抑菌浓度是指体外抑制细菌生长所需的最低抗菌药物浓度。C_{max}/MIC 和 AUC/MIC 越大,抗菌作用越强。药物浓度是决定此类药物临床疗效的关键因素,即药物血浓度在安全范围内升高,杀菌活性随之增强。该类抗菌药物代表药物为氟喹诺酮类和氨基糖苷类。以氨基糖苷类为例,研究表明氨基糖苷类药物只有将日剂量集中 1 次使用,才有可能达到较理想的 C_{max}/MIC。临床传统的给药方案,通常以 8 ~ 12 h 间隙给药,而在此时正好细菌适应性耐药性最强,氨基糖苷类的再次暴露,不仅起不到杀菌作用,反而会使其耐药性加强。相反,采用 1 次/d 的给药方案,再次给药时细菌已恢复对药物的敏感性,可获得良好的杀菌效果。与传统方案相比,氨基糖苷类药物 1 次/d 给药方式可达到疗效不变或有所增加,而且某些耳、肾毒性显著减少的效果。

2. PK/PD 理论在时间依赖性抗菌药物中的临床应用

时间依赖性抗菌药物的抗菌作用主要决定于药物浓度(指游离浓度而非总浓度)超过 MIC 的时间,超过 MIC 时间越长,抗菌作用越好,并不要求有很高的药物浓度。这类抗菌药物的浓度在 MIC 的 4~5 倍时杀菌作用即处于饱和状态;当血清药物浓度低于 MIC 时,细菌则很快开始继续生长。主要代表药物是 β-内酰胺类、万古霉素和克林霉素。青霉素 G 是第一个应用于临床的 β-内酰胺类抗生素,由于该药半衰期短,最初常反复多次给药,以取得临床疗效。后续进行 PK/PD 研究发现,给药方案中所存在的无药间歇使治愈时间延长,少量多次给药比大量少次给药更有效,血清 2~5 倍 MIC 浓度与杀菌作用关系密切。

除了优化抗菌药物方案外,PK-PD 模型已经用于抗心律失常、降血压、降血糖、镇静、肌松和利尿等药物治疗方案的分析和优化。通过药动学和药效学优化治疗方案正可体现药师药学专业特色,更好地加强合理用药,确保药物治疗的有效性和安全性。

四、新型治疗方式的应用

随着科技的发展,越来越多的新型医疗手段和药物治疗方式广泛应用于临床,特别是在遗传性疾病和肿瘤治疗方面,新的治疗方法日新月异,目前较为常见的有基因治疗和免疫治疗等。

(一)基因治疗

基因治疗或基因疗法是指利用分子生物学方法将目的基因导入患者体内,并使之在体内表达,从而使疾病得到治疗,是现代医学和分子生物学相结合而诞生的新技术。在广义上来说,基因治疗还包括从 DNA 水平采取的治疗某些疾病的措施和新技术。

目前较常见的基因治疗方法是将有某种功能的外源性基因转移入人体内的受体细胞(靶细胞)内,以补偿患者原来的缺陷基因的功能,即把细胞所需要的基因从外引入,与适当的载体重新组合在一起,并转移入靶细胞内进行治病。基因治疗首先要选择靶细胞和目的基因,人体细胞是现今基因治疗的合适靶细胞,各种体细胞易于从体内取出和植回,经得起体外基因操作,并能使外源性基因在细胞内表达,细胞能在体内长期存活。

目前研究和应用最多的是人体骨髓干细胞、淋巴细胞、血管内皮细胞和成纤维细胞等，由于骨髓细胞不仅符合以上条件，且许多疾病的发生与之有关，所以是较理想的靶细胞。目的基因则是能弥补、替代缺损基因的外源性正常基因，将目的基因引入靶细胞内，进行基因重组，取代突变基因，新的基因组即可执行正常的功能，从而达到治病的目的。

随着精准医学时代的到来，基因治疗在临床治疗中扮演越来越重要的角色。在已进入临床研究的基因治疗中，肿瘤相关基因治疗占一半以上。肿瘤基因治疗可以通过改变基因表达的强度，导致肿瘤坏死，破坏细胞生长，使肿瘤衰退，修改基因，以提高后续的抗癌反应性，修复目标基因，防止后续恶性肿瘤相关血栓形成等。

（二）生物免疫治疗

生物免疫治疗是一种新兴的、具有显著疗效的肿瘤治疗模式，是一种自身免疫抗癌的新型治疗方法。它是运用生物技术对从患者体内采集的免疫细胞进行体外培养和扩增后再回输到患者体内的方法，来激发和增强机体自身免疫功能，从而达到治疗肿瘤的目的。

1. 肿瘤疫苗治疗

肿瘤疫苗是通过激活患者自身免疫系统，利用肿瘤细胞或肿瘤抗原物质诱导机体的特异性细胞免疫和体液免疫反应，从而增强机体的抗癌能力，来阻止肿瘤的生长、扩散和复发，最终实现清除或控制肿瘤的目的。肿瘤疫苗按用途可以分成两种：一种为预防性肿瘤疫苗，如用与某些特殊肿瘤发生有关的基因制备疫苗，接种于具有遗传易感性的健康人群，进而可以控制肿瘤的发生；另一种是治疗性肿瘤疫苗，它以肿瘤相关抗原为基础，主要用于化疗后的辅助治疗。此外，根据肿瘤疫苗的来源分类，又可分为肿瘤细胞疫苗、基因疫苗、多肽疫苗、树突状细胞疫苗、细胞毒性 T 淋巴细胞（cytotoxic T lymphocyte，CTL）表位肽疫苗等。无论疫苗是否包含整个肿瘤细胞、肿瘤抗原或肽形式的抗原，治疗性癌症疫苗已被证明是更具挑战性的研究。

2. 单克隆抗体免疫治疗

单克隆抗体是指单一 B 细胞克隆产生的高度均一、仅针对某一特定抗原表位的抗体，单克隆抗体通常采用杂交瘤技术来制备。第一个抗移植后免疫排斥反应的鼠源单克隆抗体 muromonab-CD3（OKT3）经美国食品药品管理局(Foodand Drug Administration,FDA)批准上市,但是来源于鼠源淋巴细胞杂交瘤的抗体被人的免疫系统识别,会引起严重的人抗鼠抗体反应,不仅使治疗性单抗半衰期变短,疗效减弱,有时还会引起严重的不良反应,严重限制了其临床应用。随着近代重组 DNA 技术的发展,2002 年第一个全人源抗体阿达木单抗上市,用于缓解抗风湿药物治疗无效的结构性损伤中至重度类风湿关节炎(rheumatoid arthritis,RA),标志着单克隆抗体在医药治疗时代的来临。单克隆抗体有着广泛的临床应用前景,用于治疗肿瘤、自身免疫病、感染性疾病和移植排斥反应等多种疾病。针对人类表皮生长因子受体 2 的 HER2(曲妥珠单抗)、CD20(利妥昔单抗)和血管内皮生长因子(贝伐珠单抗)均取得较好疗效,其他多种单克隆抗体已获 FDA 批准用于治疗各种实体瘤和血液恶性肿瘤。

(三)其他治疗

1. 抑制肿瘤新生血管生成

由于肿瘤的增殖、侵袭、转移都需要血管的支持,可以通过抑制肿瘤新生血管的生成,来阻止肿瘤生长和侵袭。肿瘤的持续生长依赖于新血管的生成,该过程受到血管生成刺激因子和抑制因子的双重调节。目前较为肯定的血管生成刺激因子有血管内皮生长因子(vascular endothelial growth factor,VEGF)、转化生长因子(transforming growth fator,TGF)、碱性成纤维细胞生长因子、血小板源生长因子(platelet-derived grototh factor,PDGF)等,抑制因子有内皮抑素(endostatin,ES)。

VEGF 在肿瘤细胞中的作用可分为 VEGF 通路和免疫逃逸两个方面。VEGF 通路的作用主要为在保存现有血管的同时促进新血管生成,VEGF 干扰抑制树突细胞,阻断 B 细胞和 T 细胞的抗原呈递,进而导致肿瘤产生免疫逃逸,妨碍机体正常的免疫作用,使残存肿瘤细胞不能被完全除掉。抗 VEGF 代表药物有索拉菲尼,该药在体外抗血管生成实验中显示较强的抗血管生成作用。E10A 是重组人内皮抑素腺病毒注射液,目前正在全球多家医院进行Ⅲ期临床试验。应用 E10A 联合顺铂和紫杉醇治疗头颈部癌和鼻咽癌,可明显抑制肿瘤生长。通过抑制血管生成基因,抑制肿瘤新生血管,阻断肿瘤营养供给及侵袭,有效阻断了肿瘤的扩张,具有广泛的临床应用前景。

2. 酪氨酸激酶抑制剂

与肿瘤相关的酪氨酸激酶主要有位于细胞膜的受体酪氨酸激酶和位于胞质的非受体酪氨酸激酶。酪氨酸激酶过度激活，从而导致其下游信号的激活，最终导致细胞的转化、增殖和抵抗细胞凋亡、促进细胞生存，这个机制在肿瘤的发生、发展、转移、治疗和转归等中起着重要的作用。因此，针对其信号转导途径寻找新的抗肿瘤药物具有重要意义。目前常见的酪氨酸激酶抑制剂有厄洛替尼、帕唑帕尼和拉帕替尼等。

3. 细胞因子治疗

细胞因子是一类由活化的免疫细胞（单核/巨噬细胞、T 细胞、B 细胞、NK 细胞等）或间质细胞（血管内皮细胞、表皮细胞、成纤维细胞等）所合成、分泌，具有调节细胞生长、分化、成熟、调节免疫应答、参与炎症反应、促进创伤愈合和参与肿瘤消长等功能的小分子多肽类活性分子。临床应用较多的主要有干扰素（IFN-α、IFN-β、IFN-γ）、白介素（IL-2、IL-4、IL-7，IL-12）、造血刺激因子（EPO、TPO、G-CSF、GM-CSF、IL-11、IL-3）、肿瘤坏死因子（TNF-A）、修复因子（GM1、EGF、BFGF）。

目前利用基因工程技术生产的重组细胞因子作为生物应答调节剂治疗肿瘤、造血障碍、感染等已收到良好的疗效，成为新型药物之一。重组细胞因子作为药物具有很多优越之处，因为细胞因子是人体自身成分之一，可调节机体的生理过程和提高免疫功能，在低剂量下即可发挥作用，具有疗效显著，不良反应小的特点。如 IL-2 被美国食品药品管理局（FDA）批准用于治疗转移性黑色素瘤和转移性肾细胞癌，并且 IFN-α 被批准用于治疗恶性黑色素瘤以及各种类型的白血病和淋巴瘤。

4. 病毒增殖治疗

用病毒来溶解肿瘤细胞的想法和概念已有多年历史。近 10 年来，有研究对病毒的基因组结构进行了改造，改造后的病毒对肿瘤细胞的感染能力、复制能力和溶解细胞作用都有所增加，而对正常细胞则上述能力下降，甚至完全消失。从而能特异性地在肿瘤细胞内复制及增殖，并特异性地杀灭肿瘤细胞。

5. 干细胞治疗

干细胞治疗是利用干细胞的生物学特性来再造组织和器官，可应用于肿瘤治疗、创伤修复、神经再生和抗衰老等医学领域。干细胞不同于机体其他细胞之处在于其具有自我更新、高度增殖、多向分化的能力。胚胎干细胞系离体培养可达数月，在特定条件下可以分化特异功能细胞，并最终形成组织、器官。在制药行业，干细胞还可作为新药筛选的模型，进行毒理、药效试验。2012 年干细胞疗法药物 Prochymal 获得加拿大卫生部的上市批准，用于治疗儿童移植物抗宿主病。Prochymal 来自成年捐赠者的骨髓干细胞，被设计来控制炎症、促进组织再生、防止瘢痕的形成。

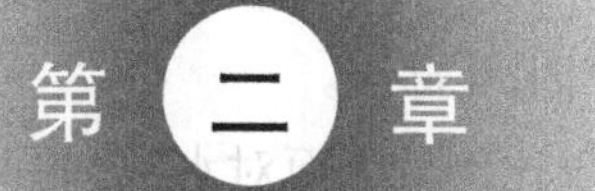

影响药物作用的因素

第一节 机体方面的因素

一、生理因素

(一)年龄

国家药典规定:用药剂量在 14 岁以下为儿童剂量,14 ~ 60 岁为成人剂量,60 岁以上为老年人剂量。儿童和老年人的剂量应以成人剂量为参考酌情减量。这主要是因为儿童和老年人的生理功能与成人相比有较大差异所致。

1. 儿童

儿童的各个器官和组织正处于发育、生长时期,年龄越小;器官和组织的发育越不完全。药物使用不当会造成器官和组织发育障碍,甚至发生严重不良反应,造成后遗症。

(1)由于儿童血脑屏障和脑组织发育不完善,对中枢抑制药和中枢兴奋药非常敏感,使用吗啡、哌替啶极易出现呼吸抑制,而对尼可刹米、氨茶碱、麻黄碱等又容易出现中枢兴奋而致惊厥。氨基糖苷类抗生素对第八对脑神经的毒性极易造成听觉损害,据有关资料报道,国内对 1 039 例聋哑患者的调查结果表明,因应用此类药物引起聋哑者占 59.5%。

(2)儿童由于肝、肾功能发育不全对药物代谢和排泄的能力较低。氯霉素主要在肝脏代谢,新生儿应用氯霉素后因为肝脏代谢能力较低可发生灰婴综合征。经肾排泄的药物如氨基糖苷类抗生素，由于肾排泄速率较慢，使血中药物存留时间延长，如按等效剂量分别给成人和儿童用药，儿童的血药浓度明显高于成人，易产生耳毒性。

(3)儿童体液占体重比例较大而对水、盐的调节能力差。如高热时使用解热药引起出汗过多，极易造成脱水。此外还对利尿剂特别敏感，易致水、电解质代谢紊乱。

(4)儿童的骨骼、牙齿生长也易受到药物的影响。四环素类药物容易沉积于骨骼和牙齿，造成骨骼发育障碍和牙齿黄染，对儿童现已停用。喹诺酮类是一类含氟的抗菌药，其中的氟离子也容易影响骨骼和牙齿生长，因此对婴幼儿应慎用。

(5)儿童的内分泌系统在药物作用下易发生紊乱。现在有些儿童过于肥胖，其原因与营养过剩，或滥服营养口服液、助长剂有关。已有研究证明，肥胖儿童血中胰岛素含量明显高于正常儿童。

研究儿童用药规律的药理学分支学科为儿童药理学。

2.老年人

老年人的组织器官及其功能随年龄增长伴有生理性衰退过程，对药效学和药动学产生影响。老年人体液相对减少，脂肪增多，蛋白合成减少。如丙戊酸钠在老年人血中游离药物浓度明显高于青年人。其原因与清蛋白含量减少、清蛋白对药物的亲和力明显降低及器官清除能力降低有关。肝、肾功能随年龄增长而逐渐衰退，药物代谢和排泄速率相应减慢。老年人除了生理功能逐渐衰退外，多数还有不同程度的老年病，如心脑血管疾病、糖尿病、阿尔茨海默病、骨代谢疾病、前列腺肥大、胃肠疾病等，对中枢神经系统药物、心血管系统药物等比较敏感，如伴有心脑血管疾病的老年人在拔牙时禁用含肾上腺素的局麻药。发生在美国、中国、英国、日本等国家的苯丙醇胺(phenylpropanolamine，PPA)事件也说明老年人或心脑血管病、肾病患者不宜使用含有这种药物的复方制剂，否则容易诱发脑卒中、心肌梗死、肾衰竭等。

研究老年人用药规律的药理学分支学科为老年药理学。

(二)体重

体重除了在不同年龄有明显差别外，在同年龄段内也有一定的差别，这主要是体形对药物作用的影响。如果服药者的胖瘦差别不大而体重相差较大时,若给予同等剂量药物,则体重轻者血药浓度明显高于体重重者;反之,当体重相近而胖瘦差别明显时,则水溶性和脂溶性药物二者在体内的分布就有差别。因此科学的给药剂量应以体表面积为计算依据,既要考虑体重因素又要考虑体形因素。

(三)性别

虽然不同性别对药物的反应无明显差别,但女性在用药时应考虑“四期”即月经期、妊娠期、分娩期和哺乳期对药物的反应。在月经期,子宫对泻药、刺激性较强的药物及能引起子宫收缩的药物较敏感,容易引起月经过多、痛经等。在妊娠期,这些药物容易引起流产、早产等。有些药物能通过胎盘进入胎儿体内,对胎儿生长发育和活动造成影响,严重的可导致畸胎,故妊娠期用药应十分慎重。在分娩期,用药时更要注意其对产妇和胎儿或新生儿的双重影响。在分娩前用药应注意药物在母体内的维持时间,一旦胎儿离开母体,新生儿体内药物则无法被母体消除,引起药物滞留而产生药物反应。哺乳期妇女服药后药物可通过乳汁进入婴儿体内引起药物反应。

研究妊娠期、分娩期、哺乳期药物与机体(母子)相互作用规律的药理学分支学科为围生期药理学。

二、精神因素

患者的精神因素包括精神状态和心理活动两个方面。

精神状态和思想情绪对药物的疗效具有很大的影响。如精神振奋和情绪激动时可影响抗高血压药、镇静催眠药的效果,过度的精神振奋和情绪激动还会诱发心脑血管疾病的发作。相反,精神萎靡和情绪低落可影响抗肿瘤药、抗菌药的治疗效果,严重者甚至可引起机体内分泌失调,降低机体抵抗力,导致或加重疾病。

心理活动对药物治疗效果有较大的影响,如护士的语言、表情、态度、被信任程度、技术操作熟练程度、暗示等影响药物的治疗效果,与患者的心理因素及承受能力有关。

鉴于上述特点,临床新药试验研究常采用安慰剂对照试验法以排除精神因素对药物效应的影响。所谓安慰剂系指不含药理活性成分而仅含赋形剂，在外观和口味上与有药理活性成分药物完全相同。安慰剂产生的作用称为安慰作用，分为阳性安慰作用和阴性安慰作用。前者指安慰作用与药物产生的作用一致；后者指产生与药物作用完全相反的作用。安慰作用也存在生效、高峰、消失的变化规律，且与药物作用有着相似的变化规律。

除了心理活动变化以外，患者对药物效应的反应能力、敏感程度、耐受程度也对药物治疗效果产生一定的影响，如对疼痛敏感者和不敏感者在应用镇痛药后所产生的效果有很大差异。

三、疾病因素

（一）心脏病

心力衰竭时药物在胃肠道的吸收减少、分布容积减小、消除速率减慢。如普鲁卡因胺的达峰时间由正常时的 1 h 延长至 5 h，生物利用度减少，分布容积减小，血药浓度相对升高。清除率由正常时的 400 ~ 600 mL/min 降至 50 ~ 100 mL/min，$t_{1/2}$ 由 3 h 延长至 5 ~ 7 h。

（二）肝病

严重肝功能不良者选择肾上腺糖皮质激素，常使用氢化可的松或氢化泼尼松而不宜使用可的松或泼尼松。原因在于后两药需在肝转化成前两药方能生效。某些不经肝转化的药物在肝功能不良时可不受影响。

（三）肾病

氨基糖苷类抗生素主要经肾排泄。其中卡那霉素在正常人半衰期为 1.5 h，在肾衰竭患者延长数倍。若不调整给药剂量或给药间隔，将会造成药物在体内的蓄积，导致第八对脑神经的损害，引起听力减退，甚至可致药源性耳聋。

（四）胃肠疾病

胃肠道 pH 值改变可对弱酸性和弱碱性药物的吸收带来影响。胃排空时间延长或缩短也可使在小肠吸收的药物作用延长或缩短。腹泻时常使药物吸收减少，而便秘可使药物吸收增加。

（五）营养不良

如血浆蛋白含量下降可使血中游离药物浓度增加，引起药物效应增加。

(六)酸碱平衡失调

酸碱平衡失调主要影响药物在体内的分布。当呼吸性酸中毒时,血液pH值下降,可使血中苯巴比妥(弱酸性药)解离度减少,易于进入细胞内液。

(七)电解质紊乱

钠、钾、钙、氯是细胞内、外液中主要的电解质,当发生电解质紊乱时,它们在细胞内、外液的浓度将发生改变,影响药物的效应。如当细胞内缺 K^+ 时,使用强心苷类药物易产生心律失常。Ca^{2+} 在心肌细胞内减少时,将降低强心苷类药物加强心肌收缩力的作用;Ca^{2+} 在心肌细胞内浓度过高时,该类药物易致心脏毒性。胰岛素降低血糖时也需要 K^+ 协助,使血中葡萄糖易于进入细胞内。

(八)发热

解热镇痛药可使发热者体温下降,而对正常人则无降温作用;而氯丙嗪不但可使发热者体温下降,还可使正常人体温下降,这主要是药物作用机制不同。

四、遗传因素

药物作用的差异有些是由遗传因素引起的,研究遗传因素对药物反应的影响的学科称为药物遗传学或遗传药理学,是药理学与遗传学相结合而发展起来的边缘学科。遗传因素对药物反应的影响比较复杂,因为体内的药物作用靶点、药物转运体和药物代谢酶等是在一定基因指导下合成的,基因的多态性使作用靶点、转运体和药酶呈现多态性,其性质和活性不同,影响了药物反应。所以,遗传基因的差异是构成药物反应差异的决定因素。这种差异主要表现为种属差异、种族差异和个体差异。造成这些差异的因素既有先天因素,又有后天因素。

(一)种属差异

人与动物之间、动物与动物之间的差异称为种属差异。这种差异既有质的差异,也有量的差异。如吗啡对人、犬、大鼠和小鼠作用表现为行为抑制,而对猫、马、虎作用表现为兴奋作用。量的差异表现更为普遍。因此,临床前药理实验既要考虑到种属选择问题,又要考虑到剂量换算问题,不要将动物实验剂量外推为人用剂量。

（二）种族差异

不同种族的人群对药物的代谢和反应有着显著差别。乙酰化转移酶是许多药物（如磺胺类、异烟肼、对氨基水杨酸、普鲁卡因胺等）在体内的共同代谢酶。人群分为快代谢者和慢代谢者，因纽特人、日本人和中国人多数为快代谢者，而白种人多数为慢代谢者。这两类人群药物消除的 $t_{1/2}$ 相差 2 倍以上。这种差异是基因变异所致，如 *CYP2D6* 基因变异导致人群中异喹胍代谢差异。

（三）个体差异

在人群中即使是条件都相同，也有少数人对药物的反应有所不同，称为个体差异。个体差异在一卵双生个体间相差无几，而在双卵双生个体间却相差数倍之多。这种差异既有量反应差异，也有质反应差异。在量反应差异，有些个体对药物剂量反应非常敏感，所需药量低于常用量，称为高敏性。反之，有些个体需使用高于常用量的药量方能出现药物效应，称为低敏性或耐受性。如正常人肝中维生素 K 环氢化酶能使氧化型维生素 K 还原成氢醌型维生素 K，参与凝血酶原的合成，华法林则通过抑制此酶而起抗凝作用，华法林耐受者由于此酶受体变异，与华法林的亲和力下降使药效降低。

在质反应差异，某些过敏体质的人用药后可发生过敏反应，又称变态反应，是机体将药物视为一种外来物所发生的免疫反应。这种反应与剂量无关，且无法预知，仅发生于少数个体。轻者可引起发热、药疹、局部水肿，重者可发生剥脱性皮炎（如磺胺药）、过敏性休克（如青霉素）。这些个体用药前必须做皮肤试敏，阳性者禁用，即使阴性者也应慎重用药。

（四）特异体质

某些个体用药后出现与常人不同的异常反应，此类个体称为特异体质。特异体质的主要原因是某些基因缺失。如在红细胞的磷酸戊糖代谢通路中，葡萄糖-6-磷酸脱氢酶（G-6-PD）使葡萄糖-6-磷酸脱下的氢传递给谷胱甘肽使之成为还原型谷胱甘肽（GSH），发挥抗氧化作用。当 G-6-PD 缺陷患者服用伯氨喹、阿司匹林、对乙酰氨基酚、磺胺类、呋喃类、蚕豆等有氧化作用的药物或食物时，可使 GSH 缺乏，造成血红蛋白被氧化，导致溶血。

缺乏高铁血红蛋白还原酶者不能使用硝酸酯类和磺胺类药物，以免出现发绀。缺乏血浆假性胆碱酯酶者不能使用琥珀胆碱，否则易引起呼吸停止。

第二节 药物方面的因素

一、药物理化性质

药物的溶解性使药物在水和油溶液中的分配比例不同，有机酸、有机碱在水溶液中不溶，制成盐制剂后可溶于水。每种药物都有保存期限，超过期限的药物发生性质改变而失效，如青霉素 G 在干粉状态下有效期为 3 年，而在水溶液中极不稳定，需临用前现配。药物需在常温下干燥、密闭、避光保存，个别药物还需要在低温下保存，否则易挥发、潮解、氧化和光解。如乙醚易挥发、易燃；维生素 C、硝酸甘油易氧化；肾上腺素、去甲肾上腺素、硝普钠、硝苯地平易光解等。

二、药物剂型

每种药物都有与其相适宜的剂型，采用不同途径给药可产生理想的药效。同种药物的不同剂型对药效的发挥也有影响，如片剂、胶囊、口服液等均可口服给药，但药物崩解、溶解速率不同，吸收快慢与量各异。注射剂中水剂、乳剂、油剂在注射部位释放速率不同，药物起效快慢、维持时间长短也不同。不同厂家生产的同种药物制剂由于制剂工艺不同，药物的吸收和药效也有差别。因此，为保证药物吸收和药效发挥的一致性，需要用生物等效性作为比较标准对上述药物制剂予以评价。随着生物制剂学的发展，近年来为临床提供了一些新的制剂，如缓释剂、控释剂。

缓释剂是指药物按一级速率缓慢释放，可较长时间维持有效血药浓度，产生持久药效。有的缓释剂以缓慢释放为主，称为延迟释放剂。有的缓释剂将不同释放速率的药物组合在一起，达到迅速起效和较长时间维持药效的效果，称为持续释放剂。

控释剂是指药物按零级速率释放，使血药浓度稳定在有效浓度水平，产生持久药效。透皮贴剂属于这一类。如硝酸甘油透皮贴剂每日一贴，芬太尼透皮贴剂每3日一贴。另外,毛果芸香碱眼片放置于结膜囊内每周一次,子宫内避孕药每年一次。靶向药物制剂(如静脉乳剂、微球制剂、脂质体制剂、纳米粒、纳米囊和纳米球制剂等)给药后,药物可在某些器官或组织中以较高浓度分布。如脂质体包裹的药物在体内被巨噬细胞作为异物而吞噬,定向分布于淋巴组织。肿瘤组织的血管壁内皮细胞间隙较正常组织大,将药物制成合适粒度的剂型,可以使药物集中分布于肿瘤组织中而很少分布于正常组织中,发挥抗肿瘤作用。

三、用药方法

(一)给药剂量

剂量是指用药量。随剂量的加大,药物效应逐渐增强。不但程度增强,还能改变效应性质。如镇静催眠药在小剂量时出现镇静效应,随着剂量增加,可依次出现催眠、麻醉甚至导致死亡。

(二)给药途径

选择不同给药途径可以影响药物的吸收和分布,从而影响药物效应的强弱,甚至出现效应性质的改变(如硫酸镁)。

1.消化道给药

(1)口服:是大多数药物最常用的给药方法。其优点为方便、经济,较注射给药相对安全。其缺点为许多药物易受胃肠内容物影响而延缓或减少吸收,有些可发生首过消除,甚至有些药物完全不吸收。另外口服不适合用于昏迷、呕吐、抽搐和急重症患者。

(2)口腔给药:口腔速崩片、口腔速溶片、口腔分散片、口腔速释片、口腔膜剂、滴丸和咀嚼片在咀嚼后均可通过口腔黏膜下丰富的毛细血管吸收,可避免胃肠道刺激、吸收不完全和首过消除。如硝酸甘油片舌下含服缓解心绞痛急性发作。

(3)直肠给药:将药栓或药液导入直肠内由直肠黏膜血管吸收,可避免胃肠道刺激及药物被破坏。此法成年人使用很不方便,对小儿较适宜,可以避免小儿服药困难及胃肠道刺激。目前国内适于小儿直肠给药的药物栓剂很少,限制其使用。

2. 注射给药

(1)肌内注射;药物在注射部位通过肌肉丰富的血管吸收入血,吸收较完全,起效迅速,一般是水溶液>混悬液>油溶液。

(2)皮下注射:药物经注射部位的毛细血管吸收,吸收较快且完全,但对注射容量有限制。另外仪适合水溶液药物,如肾上腺素皮卜注射抢救青霉素过敏性休克。

(3)静脉注射或静脉滴注:药物直接进入血液而迅速起效,适用于急重症的治疗。但静脉给药对剂量、配伍禁忌和给药速度有较严格的规定。

(4)椎管内给药:将药物注入蛛网膜下腔的脑脊液中产生局部作用,如有些外科手术需要做椎管麻醉(腰麻)。也可将某些药物注入脑脊液中产生疗效,如抗生素等。

3. 呼吸道给药

吸入给药,某些挥发性或气雾性药物常采用此种给药方法。挥发性药物主要是通过肺泡扩散进入血液而迅速生效,如全身麻醉药用于外科手术。气雾性药物主要是通过微小的液滴附着在支气管和细支气管黏膜,发挥局部作用,如沙丁胺醇气雾剂治疗支气管哮喘急性发作等。吸入给药的缺点是对呼吸道有刺激性。

4. 皮肤黏膜给药

将药物置于皮肤、黏膜局部发挥局部疗效,如外用擦剂、滴眼剂、滴鼻剂等。另外还有些药物虽然应用局部却发挥全身疗效,如硝酸甘油贴膜剂贴敷于心前区,药物透皮缓慢吸收,从而达到预防心绞痛发作的作用。

(三)用药时间

不同的药物规定有不同的用药时间。有的药物对胃刺激性强,应于餐后服用;催眠药应在临睡前服用;胰岛素应在餐前注射;有明显生物节律变化的药物应按其节律用药。

(四)给药间隔时间

一般以药物的半衰期($t_{1/2}$)为参考依据,但有些药物例外,如青霉素的$t_{1/2}$为30 min,由于该药对人无毒性,大剂量给药后经过数个$t_{1/2}$后血药浓度仍在有效范围以内,加之大部分抗菌药物有抗菌后效应,在此时间内细菌尚未恢复活力,因此给药间隔可适当延长。另外肝、肾功能不良者可适当调整给药间隔时间。给药间隔时间短易致累积中毒,反之,给药间隔时间长则血药浓度波动大。

(五)疗程

疗程是指给药持续时间。对于一般疾病,症状消失后即可停止用药。对于某些慢性病及感染性疾病,应按规定的时间持续用药,以避免疾病复发或加重。

(六)停药

医生应根据治疗需要和患者对药物的反应停止用药。大致分为中止用药和终止用药。前者是治疗期间中途停药,后者是治疗结束停药。对如何停药有具体要求,临时用药和短期用药可以立即停药,而有些药物长期使用后立即停药会引起停药反应,称为撤药症状,又称停药症状。如长期应用肾上腺皮质激素突然停药不但产生停药症状(肌痛、关节痛、疲乏无力、情绪消沉等),还可使疾病复发或加重,称为反跳现象。临床上应采取逐渐减量停药的方法避免发生撤药症状和反跳现象。

四、长期用药

某些疾病需要长期用药,机体会相应产生一些反应。

(一)耐受性

耐受性指连续用药后出现的药物反应性下降。若在很短时间内产生称为快速耐受性或急性耐受性,停药后可以恢复,如麻黄碱、硝酸甘油、垂体后叶素等;若在长期用药后产生则称为慢速耐受性或慢性耐受性,如苯巴比妥。胰岛素既可产生急性耐受性又可产生慢性耐受性。若按引起耐受性的机制可分为药效耐受性和代谢耐受性。前者主要指由于受体数目减少、酶活性饱和、作用底物耗竭等使药物反应性降低;后者主要是肝药酶活性被诱导增强所致。苯巴比妥产生的耐受性与这两种机制均有关。病原体和肿瘤细胞在长期用药后产生的耐受性称为耐药性。

(二)依赖性

依赖性是指长期用药后患者对药物产生精神性和生理性依赖需要连续

用药的现象,旧称为成瘾性。若仅产生精神上的依赖性,停药后患者只表现为主观上的不适,无客观上的体征表现,称为精神依赖性。若患者对停药后有身体上的戒断症状,称为生理依赖性或躯体依赖性。

(三)撤药症状

撤药症状指长期用药后突然停约出现的症状,又称停药综合征。如长期应用肾上腺皮质激素突然停药不但产生停药症状(肌痛、关节痛、疲乏无力、情绪消沉等),还可使疾病复发或加重,称为反跳现象。可采取逐渐减量停药的方法避免发生撤药症状和反跳现象。

五、药物相互作用

药物相互作用是指两种或两种以上药物不论给药途径是否相同,同时或先后应用所出现的原有药物效应增强或减弱的现象。

药物相互作用有体内和体外药物相互作用之分。通常所说的相互作用是指药物在体内的相互影响。

药物体外相互作用通常称为配伍禁忌,指将药物混合在一起发生的物理或化学反应,这种反应尤其容易发生在几种药物混合在一起静脉滴注时。如氨基糖苷类抗生素与β-内酰胺类抗生素合用时二者不能放在同一针管或同一溶液中混合,因为β-内酰胺环可使氨基糖苷类失去抗菌活性。红霉素只能配制在葡萄糖溶液中进行静脉滴注,若配制在生理盐水溶液中易析出结晶和沉淀。

药物相互作用的结果有两种,使原有的效应增强称为协同作用,使原有的效应减弱称为拮抗作用。协同作用分为相加作用、增强作用和增敏作用,相加作用指两药合用时的作用等于单用时的作用之和;增强作用指两药合用时的作用大于单用时的作用之和;增敏作用指某药可使组织或受体对另一药的敏感性增强,如钙增敏剂匹莫荣使钙离子与肌丝上钙结合作用部位亲和力增加,起到正性作用,可用于治疗心力衰竭。拮抗作用分为相减作用和抵消作用,相减作用指两药合用时的作用小于单用时的作用;抵消作用指两药合用时的作用完全消失。

六、合理用药

合理用药指在临床上用药物治疗时,根据患者的具体情况正确选择药物类别、药物种类、药物剂型和药物配伍。临床上不合理用药和盲目滥用药物给患者会带来严重后果和经济损失等。

合理用药的基本原则如下。

1. 明确诊断

使用药物之前首先要明确诊断，再考虑选择用药。某些急症患者如高热、剧痛等可适当降温、镇痛到患者能够忍受的限度，但不可使症状消失，以免误诊。

2. 严格掌握药物适应证和禁忌证

明确诊断后根据患者病情和药物适应证选择药物，同时还要考虑注意事项和禁忌证。如患者患感染性疾病而又适宜选用青霉素，应先给予皮肤试敏，倘若患者无变态反应可以选用，否则就要选择其他不过敏的适宜药物。

3. 根据药物的特性选择剂型和给药途径

不同的给药途径都有若干种剂型可供选择。可根据病情的轻重缓急、药物特性、患者承受能力和经济状况选择。如某些急症需应用起效快的注射剂型，某些慢性疼痛患者可选择长效或缓释剂型。

4. 确定剂量、疗程

根据病情和疗法确定用药剂量和疗程。如肾上腺皮质激素有不同的疗法，使用剂量和疗程均不相同。另外，治疗期间还应根据病情变化随时调整。

5. 科学的药物配伍

对需要采用两种及以上药物联合治疗时，要考虑药物之间的配伍和相互作用。如在使用抗菌药治疗感染性疾病时应明确致病菌对哪类抗菌药敏感，有针对性地使用，不要采用“撒网疗法”，否则易造成患者严重不良反应和细菌抗药性的形成。

第三节　其他因素

一、时间因素

时间因素是指机体内生物节律变化对药物作用的影响。研究生物节律与药物作用之间关系的学科称为时间药理学，又称为时辰药理学。生物体内的节律有多种，如昼夜节律、周节律、月节律、季节律、年节律等，其中以昼夜节律对药物影响最重要，研究最多。时间药理学主要表现在时间药物代谢、时间药物效应、时间毒理方面。

时间药物代谢涉及药物在体内过程的许多环节，主要由各器官、组织、体液的生理性节律变化所致。如胃液 pH 值在 08:00 左右最高，在夜间最低，某些弱酸性或弱碱性药物的吸收量即受此影响。在一项研究中，8 名患者分别于 09:00 和 21:00 服用茶碱，结果表明早晨服药的血药浓度明显高于晚间服药者。鉴于哮喘患者在晚间发作较白昼重而血药浓度晚间又较白昼低，因此按时间节律调整给药方案有着非常重要的临床意义。

在时间药物效应方面，众多的药物如中枢神经系统药物、心血管系统药物、内分泌系统药物、抗肿瘤药、抗菌药、平喘药等均有昼夜时间节律变化。肾上腺皮质激素分泌高峰出现在清晨，血浆浓度在 08:00 左右最高，而后逐渐下降，直至凌晨 00:00 左右达最低。临床上根据这种节律变化将此药由原来的每日分次用药改为每日 08:00 给药一次，提高了疗效，减轻了不良反应，使药物效应规律与体内生物节律同步，取得了公认的成效。相同剂量的镇痛药分别于白昼和夜间用药，其镇痛效果表现为白昼升高，夜间降低。胃酸的分泌高峰在夜间，某些患胃溃疡的患者易在夜间发病，H_2受体阻断药西咪替丁在晚间用药能有效抑制胃酸分泌，减少发病。

药物对机体产生的毒性有时间节律变化。Carlsson 首先发现尼可刹米对小鼠的毒性具有昼夜节律变化。LD_{50}在 14:00 为 67%，02:00 为 33%。氨基糖苷类抗生素引起人的神经毒性和肾毒性与药物经肾排泄的时间节律有关。该类药物肾排泄高峰在白昼，低谷在夜间。相同的给药剂量在夜间容易形成体内蓄积，造成对神经和肾脏的毒性。减少夜间的给药剂量可以减轻其毒性。药物引起机体变态反应的程度有昼夜节律,如青霉素皮试反应最重是在午夜,反应最轻是在中午。

二、生活习惯与环境因素

饮食对药物的影响主要表现在饮食成分、饮食时间和饮食数量。一般来说,药物应在空腹时服用,有些药物因对消化道有刺激,在不影响药物吸收和药效的情况下可以饭后服用,否则须饭前服用或改变给药途径。食物成分对药物也有影响,如高蛋白饮食可使氨茶碱和安替比林代谢加快;低蛋白饮食可使肝药酶含量降低,多数药物代谢速率减慢,还可使血浆蛋白含量降低,血中游离药物浓度升高;菜花和卷心菜中的吲哚类化合物和烤肉中的多环芳香烃类化合物均可使氨茶碱和安替比林代谢加快。吸烟对药物的影响主要是烟叶在燃烧时产生的多种化合物可使肝药酶活性增强,药物代谢速率加快,经常吸烟者对药物的耐受性明显增强。饮酒时乙醇可使多种中枢神经系统药物、血管扩张药、降血糖药等药效增强,长期少量饮酒可使肝药酶活性增强,药物代谢速率加快;急性大量饮酒使肝药酶活性降低,对其他药物的代谢速率减慢。饮茶主要影响药物的吸收,茶叶中的鞣酸可与药物结合减少其吸收,另外,茶碱还具有兴奋中枢、利尿、兴奋心脏等作用,可加强相应药物的作用。

人类生活与工作环境中的各种物质对机体的影响越来越明显,如食品、饮料中的各种添加剂,农作物中的杀虫剂,水中的重金属离子、有机物,空气中的粉尘、尾气排放物、燃烧物等长期与人接触,最终都会使肝药酶的活性改变,使药物活性受到一定影响。

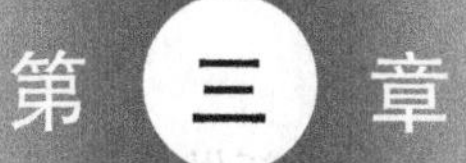

第三章 化学治疗药物

第一节 β-内酰胺类抗生素

一、青霉素

1. 作用机制

(1)青霉素与青霉素结合蛋白结合后，青霉素的β-内酰胺环抑制PBPs中转肽酶的交叉联结反应，阻碍细胞壁肽聚糖生成，使细胞壁缺损。

(2)可增加细菌的自溶酶活性，从而使细菌体破裂死亡，属繁殖期杀菌剂。

2. 天然青霉素(青霉素G)的抗菌作用

青霍素G主要对敏感的革兰氏阳性(G^+)菌、革兰氏阴性(G^-)球菌、螺旋体有强大的杀菌作用。对阿米巴、立克次体、真菌及病毒完全无效。

3. 药动学特点

口服易被胃酸破坏，吸收极少；肌内注射吸收快而全，分布于细胞外液，脑膜炎时可透入脑脊液；由肾小管主动分泌而排泄，此过程受丙磺舒影响。

4. 临床应用

主要用于敏感的各种球菌、G^+杆菌及螺旋体所致的各种感染。

5. 不良反应

(1)局部刺激症状。

(2)青霉素最常见的不良反应是过敏反应。

(3)赫氏反应。

6. 不良反应防治

(1)询问过敏史。

(2)皮试,更换青霉素批号应重新做皮试。

(3)专用注射器、药物新鲜配制。

(4)避免饥饿时注射或局部用药。

(5)做好抢救准备,首选肾上腺素。

二、半合成青霉素

1. 耐酸青霉素类

耐酸、可口服,如青霉素 V。

2. 耐酶青霉素类

耐酶又耐酸,但对其他细菌的作用弱,主要用于耐青霉素的金黄色葡萄球菌感染。代表药为双氯西林,对耐药的金黄色葡萄球菌的作用最强。

3. 氨苄西林类

氨苄西林类主要包括氨苄西林、阿莫西林等。广谱,对 G^-杆菌也有杀灭作用。耐酸,可口服,但不耐酶,对耐药金黄色葡萄球菌无效,对绿脓杆菌无效。合用 β-内酰胺酶抑制剂如克拉维酸或舒巴坦可显著扩大其抗菌谱。

4. 抗铜绿假单胞菌广谱青霉素类

(1)美洛西林:对克雷伯菌抗菌作用较羧苄西林强。

(2)哌拉西林:抗肺炎克雷伯菌与美洛西林相似,抗铜绿假单胞菌活性强。但此类药均是不耐酶。

5. 主要作用于 G^-菌的青霉素类

美西林、匹美西林、替莫西林等。

三、非典型 β-内酰胺类抗生素

(1)氨曲南(单环 β-内酰胺类)对 G^-细菌产生的许多 β-内酰胺酶有耐受性。对肠杆菌科、铜绿假单胞菌、流感嗜血杆菌及淋球菌作用极好。

(2)克拉维酸(β-内酰胺酶抑制剂)抗菌谱广,但抗菌活性低,与 β-内酰胺酶牢固结合,生成不可逆结合物,具有强力而广谱的抑制 β-内酰胺酶作用。与β-内酰胺类抗生素合用时,抗菌作用明显增强。临床使用奥格门汀与替门汀,为克拉维酸分别和阿莫西林与替卡西林配伍的制剂。

(3)舒巴坦(β-内酰胺酶抑制剂)抗菌作用略强于克拉维酸。

(4)他唑巴坦(β-内酰胺酶抑制剂)较舒巴坦抑酶作用强。与哌拉西林组成复方制剂他唑西林。

(5)亚胺培南(碳青霉烯类)具有高效、抗菌谱广、耐酶等特点。在体内易被肾小管内去氢肽酶水解失活。所用者为本品与肽酶抑制剂西司他丁的合剂,称为泰能。

第二节 四环素和氯霉素类抗生素

一、四环素类

1. 抗菌作用与机制

(1)通过与30S亚基结合抑制细菌蛋白质合成而抗菌,另外可改变细菌胞质膜的通透性,使胞内的核苷酸和其他重要成分外漏,从而迅速抑制DNA复制。

(2)抗菌谱广,对G^+菌、G^-菌、立克次体、衣原体、支原体、螺旋体、阿米巴原虫都有效。

(3)长期应用细菌可产生耐药性,此与细菌胞浆膜对药物的通透性降低有关。

2. 药动学特点及影响因素

口服吸收不完全,易受以下因素影响:①如有Mg^{2+}、Ca^{2+}、Al^{3+}、Fe^{2+}等多价阳离子,能与四环素形成难溶性的络合物,使吸收减少;②吸收量有限度;③饭后服药使其吸收率下降,碱性环境影响吸收,而胃酸酸度高时能促进吸收;④分布广泛,可透过胎盘屏障,在骨、牙、肝中浓度高,存在肝肠循环,主要由肾排泄。

3. 临床应用

主要用于立克次体感染、支原体感染、衣原体感染。

4. 不良反应

(1)影响骨、牙生长。

(2)二重感染。

(3)胃肠刺激症状。

(4)过敏反应和肝损害。

二、多西环素、米诺环素和美他环素

1. 多西环素(强力霉素)

具有强效、速效、长效的特点,抗菌谱与四环素相近,但作用比四环素强2~10倍。对四环素、土霉素耐药的金黄色葡萄球菌及脆弱拟杆菌也有抗菌作用。临床已代替四环素、土霉素作首选。

2. 米诺环素

抗菌谱与四环素相近,抗菌活性最强,主要用于尿路感染、呼吸道感染、胃肠道感染、骨髓炎、脑膜炎、胆囊炎、乳腺炎等疾病的治疗,对疟疾也有疗效。因可引起前庭功能障碍的不良反应,一般不作为首选。

3. 美他环素

抗菌活性较四环素稍强,金属离子对其影响较大,主要用于立克次体、支原体和衣原体感染。

三、氯霉素

1. 抗菌作用

抗菌谱广,对 G^+ 菌作用不如青霉素和四环素,对 G^- 菌特别是伤寒杆菌、副伤寒杆菌、百日咳杆菌和流感嗜血杆菌作用强,对立克次体、支原体、衣原体和螺旋体也有效。细菌不易抗药。

2. 抗菌机制

与细菌核糖体 30S 亚单位结合,阻止氨基酰 tRNA 到达并与 mRNA 核糖体复合物 A 位结合,从而阻止肽链延伸。

3. 药动学特点

(1)口服易吸收,药物的溶解和吸收与制剂相关。

(2)分布广泛,易通过血脑屏障,可至脑脊液及胎儿体内。

(3)在肝中代谢,由肾排泄。

4. 临床应用

目前主要用于治疗细菌性(流感嗜血杆菌)脑膜炎,立克次体感染及其他抗生素无效的 G^- 杆菌感染。

5. 不良反应

(1)最严重的毒性反应是抑制骨髓造血功能。

(2)灰婴综合征。

(3)二重感染(鹅口疮、感染性休克)等。

第三节 大环内酯类及其他抗菌药物

一、大环内酯类抗生素

1. 抗菌作用

属抑菌剂,抗菌谱与青霉素相似,但抗菌强度较弱。红霉素主要对大多数 G^+ 菌、厌氧球菌及部分 G^- 菌有强大抗菌作用,对产 β-内酰胺酶的葡萄球菌也有一定的抗菌活性。大环内酯类抗生素之间有部分或完全交叉耐药性。

2. 作用机制

与敏感菌的核糖体 50S 亚基不可逆结合,通过阻断转肽作用及 mRNA 的位移,选择性抑制蛋白质合成。

3. 药动学特点

不易通过血脑屏障,主要经胆汁排泄,并进行肝肠循环,大环内酯类酯化衍生物可增加口服吸收。

4. 临床应用

用于治疗军团菌病、链球菌感染、衣原体、支原体、棒状杆菌感染。

5. 不良反应

(1)胃肠道反应。

(2)肝损害。

(3)耳毒性。

(4)心脏毒性。

二、红霉素、阿奇霉素、克拉霉素、罗红霉素和泰利霉素

1. 红霉素

(1)抗菌作用:属繁殖期杀菌剂。主要对大多数G^+菌、厌氧球菌及部分G^-菌有强大抗菌作用,对产β-内酰胺酶的葡萄球菌也有一定的抗菌活性。

机制:与敏感菌的核糖体50S亚基不可逆结合,通过阻断转肽作用及mRNA的位移,选择性抑制蛋白质合成。

(2)药动学特点:不耐酸,易被胃酸分解。口服一般为肠衣片或酯化产物。

(3)临床应用:军团菌病、链球菌、衣原体、支原体、棒状杆菌感染。

(4)不良反应:①胃肠道反应;②肝损害。

2. 阿奇霉素

阿奇霉素的药理作用特点:①对酸稳定,胃肠道刺激性较小。②口服吸收快,组织分布广,$t_{1/2}$长。③抗G^+菌较红霉素低,但对G^-菌活性明显增强。对流感嗜血杆菌和弯曲菌属的作用比红霉素强。④与红霉素有交叉耐药性。

3. 克拉霉素

克拉霉素的药理作用特点:①对酸稳定,口服吸收迅速完全。②抗菌活性和抗菌谱较红霉素强而广。③首过消除大。④与红霉素有交叉耐药性。

4. 罗红霉素

罗红霉素抗菌谱与红霉素相似,对酸稳定性好,生物利用度高。

5. 泰利霉素

泰利霉素的药理作用特点:①抗菌谱与红霉素相似,抗肺炎链球菌的活性为红霉素、罗红霉素、克拉霉素的100倍。②与红霉素无交叉耐药性。③用于治疗耐大环内酯类的肺炎链球菌引起的感染。

三、克林霉素、万古霉素、替考拉宁、利奈唑胺

1. 克林霉素

克林霉素药理作用特点:①能与细菌核糖体 50S 亚基结合,抑制蛋白质的合成。②对厌氧菌有良好的抑菌作用。③易渗入骨组织,但不易透过血脑屏障,是治疗金黄色葡萄球菌骨髓炎的首选药。④不良反应主要是胃肠道反应、假膜性结肠炎,可用万古霉素和甲硝唑治疗。

2. 万古霉素

万古霉素药理作用特点:①属肽类抗菌药,干扰细胞壁黏肽合成,对 G^+ 菌有强大的杀菌作用,属快速杀菌剂。②主要用于治疗耐青霉素的金黄色葡萄球菌引起的严重感染;治疗克林霉素引起的伪膜性肠炎。③不良反应主要是耳毒性、肾毒性。

3. 替考拉宁

替考拉宁药理作用特点:抗菌作用、抗菌活性、作用机制与万古霉素相似,对耐甲氧西林金黄葡萄球菌(MRSA)、耐甲氧西林表皮葡萄球菌(MRSE)和肠球菌有强大的抗菌活性,肾毒性比万古霉素小。

4. 利奈唑胺

利奈唑胺药理作用特点:①通过与核蛋白 50S 亚基上的 23 亚单位结合,抑制 70S 始动复合物形成,从而抑制细菌蛋白质合成。②广谱抗 G^+ 菌活性,但对大多数 G^- 需氧或厌氧菌几乎无作用。③主要用于治疗对多种药物耐药的菌株如耐甲氧西林、耐万古霉素等的 G^+ 菌所引起的各种感染。④与其他类型药物无交叉耐药性。

第四节 合成抗菌药物

一、氟喹诺酮类

(一)药理作用特点

1. 作用机制

抑制 DNA 螺旋酶的 A 亚单位的切割及封口活性,阻碍细菌 DNA 合成而导致细菌死亡。

2. 不良反应

不良反应少,患者耐受良好,但氟喹诺酮类引起关节痛及肿胀,不应用于青春期的青少年或孕妇。

3. 抗菌谱

抗菌谱广,尤其对 G^- 杆菌,包括铜绿假单胞菌在内有强大杀菌作用,对金黄色葡萄球菌及产酶金黄色葡萄球菌也有良好抗菌作用。某些品种对结核杆菌、支原体、衣原体及厌氧菌也有作用。与同类其他药物有交叉耐药性,对其他类抗菌药物无交叉耐药性。

4. 药动学特点

口服吸收好,体内分布广,血浆蛋白结合率低,$t_{1/2}$ 相对较长。

5. 临床应用

适用于敏感病原菌所致泌尿道、呼吸道、胃肠道、骨、关节、软组织、淋病等感染。

(二)常用药物

1. 诺氟沙星(氟哌酸)

第一个氟喹诺酮类药物,抗菌谱广,抗菌作用强,大多数厌氧菌对其耐药,主要用于胃肠道、泌尿道感染。

2. 左氧氟沙星

氧氟沙星的左旋异构体,最突出特点是抗菌活性明显高于氧氟沙星,不良反应远低于氧氟沙星，用于敏感细菌引起的呼吸道、泌尿道、盆腔、腹腔、皮肤及软组织、耳鼻咽喉及口腔感染、外科手术感染的预防。

3. 环丙沙星

体外抗菌活性为喹诺酮类中最强，抗菌谱广，对一些耐药 G^+、G^-菌亦敏感，但对葡萄球菌、肺炎链球菌作用弱，主要用于对其他抗菌药物耐药的 G^-杆菌所致的呼吸道、泌尿生殖道、消化道、骨、关节和皮肤软组织感染。

4. 依诺沙星（氟啶酸）

(1) 对金黄色葡萄球菌的作用较诺氟沙星稍强，但抗铜绿假单胞菌作用不如诺氟沙星，链球菌、厌氧菌对其耐药。

(2) 有较强的酶抑制作用，可抑制茶碱、西沙必利、特非那定等药物代谢。

(3) 仅用于治疗淋病、泌尿道、肺部感染。

5. 氧氟沙星（氟嗪酸）

口服吸收快而完全，血药浓度高而持久，痰、胆汁中浓度高，抗菌作用强，不良反应少而轻微。

6. 氟罗沙星（多氟沙星）

生物利用度高，血药浓度高，维持时间长，抗菌谱广，体内抗菌活性强于现有各喹诺酮类药物。

7. 司帕沙星

血浆 $t_{1/2}$ 相对较长（16 h），抗菌谱广，抗菌活性强，对 G^+菌活性优于环丙沙星，对 G^-菌、支原体、衣原体、厌氧菌、结核分枝杆菌作用也较强，对青霉素、头孢菌素耐药的肺炎链球菌仍有效。

二、磺胺类

（一）药理作用特点

1. 抗菌谱

抗菌谱广，通常对其敏感的有化脓性链球菌、肺炎链球菌、流感嗜血杆菌、杜克嗜血杆菌、诺卡菌、放线菌、肉芽肿荚膜杆菌和沙眼衣原体等。近年来耐药株（如大多数脑膜炎球菌、志贺菌、大肠埃希菌）普遍增多，仅用于敏感菌引起的泌尿道感染等。

2. 作用机制

磺胺药与对氨基苯甲酸(P-Aminomethylbenzoic Acid,PABA)结构相似,与PABA竞争二氢叶酸合成酶,抑制二氢叶酸合成,从而使细菌不能合成四氢叶酸及DNA,抑制细菌繁殖。

3. 临床应用

可治疗敏感菌引起的疾病:①治疗流行性脑脊髓膜炎选用磺胺嘧啶;②治疗呼吸道及泌尿道感染选用复方新诺明;③磺胺嘧啶银和磺胺苯酰治疗烧伤创面感染;④难吸收的柳氮磺吡啶治疗肠道感染;⑤治疗沙眼及眼部其他感染是磺胺醋酰钠。

4. 不良反应及防治

(1)泌尿道损害:与磺胺药及其乙酰代谢产物溶解度低,在尿中易析出结晶有关,用药期间要多饮水并加服碳酸氢钠,后者可提高磺胺药及其代谢物的溶解度。

(2)急性溶血性贫血。

(3)造血系统毒性。

(4)过敏反应。

(二)常用药物

1. 磺胺嘧啶

磺胺嘧啶属中效磺胺,血浆蛋白结合率低,易透过血脑屏障,15% ~ 40%以乙酰化形式从尿中排泄,应碱化尿液,多喝水可加速排泄,可用于治疗细菌性脑膜炎。

2. 磺胺甲噁唑

磺胺甲噁唑属中效磺胺,血浆蛋白结合率较高,用于治疗尿道感染。

3. 磺胺嘧啶银

磺胺嘧啶银局部应用治疗烧伤创面感染。

4. 磺胺醋酰钠

磺胺醋酰钠穿透力强,局部应用无刺激性,用于治疗沙眼及眼部其他感染。

三、甲氧苄啶(TMP)和硝基呋喃类

1. 甲氧苄啶

①抗菌谱与磺胺甲噁唑(SMZ)相似,但抗菌活性较SMZ强;②通过抑制病原体二氢叶酸还原酶干扰四氢叶酸合成而影响DNA合成,与磺胺药合用使叶酸代谢受双重阻断作用,故有协同作用,又称抗菌增效剂;③用于治疗无并发症的下泌尿道感染、呼吸道感染、胃肠道感染,尤其是流感嗜血杆菌及肺炎所引起的慢性支气管炎的急性发作,但不宜用于链球菌性咽炎。

2. 硝基呋喃类

此类主要有呋喃妥因、呋喃唑酮。抗菌谱广,细菌不易产生耐药性。前者口服易吸收,在尿中浓度高,适用于治疗泌尿道感染;后者不易吸收,适于治疗肠道感染和溃疡病。

第四章

疾病对临床用药的影响

第一节 疾病对药动学的影响

一、疾病对药物吸收的影响

(一)改变胃排空时间

延长胃排空时间的疾病如胃溃疡、抑郁症、帕金森病、创伤或手术恢复期等,能推迟药物的吸收时间,使得药物达峰时间延长,药物起效时间变慢;而缩短胃排空时间的疾病如甲状腺功能亢进、胃酸过多及处于焦虑兴奋状态等则相反。

(二)改变小肠的药物吸收

小肠是药物吸收的主要部位,能改变小肠吸收功能的疾病,如节段性回肠炎,可减慢克林霉素、甲氧苄啶及磺胺类药物的吸收;慢性胰腺炎或胆囊纤维化的患者,可明显减少头孢氨苄、头孢噻肟的吸收。

(三)胆汁分泌减少

胆汁缺乏的患者可发生脂肪泻及并发吸收障碍综合征,而对一些脂溶性高的药物如脂溶性维生素、地高辛等,一般难以吸收。

(四)降低了药物透过肠黏膜的浓度梯度

慢性肝功能不全、肾功能不全、肾病综合征、心力衰竭的患者,血浆中游离型药物浓度升高,降低了药物透过肠黏膜的浓度梯度,使口服药物吸收减少。肾功能减退者维生素D羟化不足，导致肠道Ca^{2+}吸收减少；慢性尿毒症患者常伴有胃肠功能紊乱，如腹泻、肠黏膜水肿等，能减少药物吸收，同时由于胃内氨的含量增高，使pH值升高，可减少弱酸性药物在胃内的吸收；心力衰竭患者由于胃肠道淤血，影响药物吸收，药物生物利用度可减少达50%。

（五）营养不良

营养不良、恶性贫血、糜烂性胃炎的患者，由于内因子分泌减少，可造成维生素B_{12}缺乏。

（六）其他

药物吸收量与注射部位血流量有关，当患者处于休克状态时，由于周围循环衰竭，皮下或肌内注射药物吸收受阻，应采取静脉给药的方式才能达到抢救目的。

二、疾病对药物分布的影响

药物的体内分布主要受血浆蛋白含量、体液pH值、药物脂溶性等多种因素影响。其中血浆蛋白含量及其与药物结合能力是影响药物体内分布的最重要因素之一，药物与血浆蛋白结合率稍有改变，就可能明显改变药物的药理作用。

（一）疾病对药物血浆蛋白结合率的影响

肝病时，蛋白合成减少，从而使血浆蛋白结合率降低，游离型药物增加，可使药物的组织分布范围扩大。血浆蛋白含量低的患者，按常规剂量用药时，有可能发生不良反应，如低白蛋白血症患者使用地西泮、泼尼松等药物，可出现明显毒性反应，使用苯妥英钠、华法林及洋地黄等蛋白结合率高的药物也可出现此种现象。故此类患者用药应注意减少用量，从最小有效剂量开始，必要时做血药浓度监测。

（二）疾病对血液pH值的影响

肾病可引起血液pH值的变化，影响药物解离度及药物在组织的分布。如肾病伴酸中毒可使水杨酸和苯巴比妥等弱酸性药物分布到中枢组织，可增加中枢毒性。

三、疾病对药物代谢的影响

(一)影响肝功能的疾病

肝在药物的代谢中起着重要的作用,大多数药物在肝内经过生物转化后转变为无活性的代谢产物而排出体外。肝功能减退时,肝药酶数量减少、活性下降,药物在肝的代谢灭活减少,可使药物效应增强,甚至毒性反应增加。如肝硬化患者的地西泮半衰期可显著延长,药效也随之延长,这时常规剂量也可导致昏迷。此外,能影响肝血流量的疾病对药物代谢也有一定的影响,如甲状腺功能亢进的患者交感神经兴奋,心率加快,肝血流量随心输出量增加而增加,利多卡因、维拉帕米、普萘洛尔、吗啡、哌替啶等药物在肝代谢加快,半衰期缩短;而充血性心力衰竭的患者,上述药物在肝代谢则减慢。有些药物须经肝脏活化才具有药理作用,如泼尼松等,故肝功能不全的患者,血液中活化的泼尼松龙浓度下降,因而药理作用降低。

(二)影响肾功能的疾病

肾是仅次于肝的药物代谢器官,肾能代谢很多药物。近曲小管含有高浓度的葡萄糖醛酸转移酶,使药物大量与葡萄糖醛酸结合。例如,静脉注射呋塞米,20%在肾脏葡萄糖醛酸化;50%胰岛素的消除是通过肾脏代谢。肾病时,药物在体内的转化速度和途径均可以发生改变,如尿毒症患者对苯妥英钠的氧化代谢加快,表现为常规剂量下难以控制癫痫发作。

(三)呼吸系统疾病

呼吸系统疾病也可以影响药物的代谢,如慢性呼吸功能不全患者对普鲁卡因的代谢减慢;慢性哮喘对甲苯磺丁脲的代谢加快;急性肺水肿患者,因肺血气交换减少,影响肺内血供,使氨茶碱代谢减慢,半衰期延长。

四、疾病对药物排泄的影响

药物有多种排泄途径,如尿液、胆汁、肠液、唾液、汗腺等,其最主要的排泄器官是肾脏。肾功能不全的患者,主要是经肾脏排泄的药物容易在体内蓄积,导致药物半衰期延长,药理效应增强,甚至发生毒性反应,许多药物的不良反应发生率明显高于肾功能正常者,而且与肾功能损害程度密切相关。

(一)肾小球滤过率改变

急性肾小球肾炎及严重肾功能减退患者的肾小球滤过率(glomerular filtration rate,GFR)下降,主要经肾小球滤过而排出体外的药物如地高辛、氨基糖苷类等排泄减慢,半衰期延长,药效增强。因此,肾功能减退患者使用上述药物时,应根据肾功能调节剂量。肾病综合征时,肾小球毛细血管通透性增加,致使药物排出增多,药效降低。

(二)肾小管分泌的改变

肾小管分泌是主动转运过程,需要有载体参加,一般不受血浆蛋白结合的影响。弱酸性或弱碱性药物从肾小管主动分泌,各自的分泌通道并不相同,但同类分泌通道却缺乏特异性。如弱酸类利尿剂呋塞米及氢氯噻嗪一般通过有机酸转运机制分泌进入肾小管管腔达到作用部位,但在尿毒症时,体内积蓄的内源性有机酸阻止其达到作用部位,以致要增大药物剂量才能在管腔内达到有效浓度,发挥利尿作用。

(三)肾小管和集合管的重吸收改变

尿液 pH 值能影响非解离型药物的比例,从而影响药物的被动重吸收。弱酸性药物在碱性环境中易解离,当患者 pH 值升高时,排泄增多;弱碱性药物(吗啡、可待因、氨茶碱)在碱性环境中难解离,当 pH 值升高时排泄减少。故临床上可通过调节尿液 pH 值的方法来治疗药物中毒,如用碳酸氢钠碱化尿液治疗苯巴比妥中毒。

(四)肾血流量减少

休克、心力衰竭、肾动脉病变均可使肾血流量减少,改变肾小球滤过、肾小管分泌和肾小管重吸收等功能,从而影响药物的经肾排泄。

(五)肝病影响药物经胆汁排泄

某些药物以原型或其代谢产物的形式按主动转运经胆汁排泄,如红霉素。当肝功能减退时.由于肝血流量减少,进入肝细胞的药物减少,同时药物从肝细胞到胆汁的主动转运过程发生障碍,可使药物经胆汁排出减少,药物的肝肠循环减弱。如肝功能正常者服用地高辛后 7 d 内从胆汁中的排出量为给药量的 30%;而肝功能减退者服用同等剂量后,7 d 内的排出量仅为 8%。任何影响肝血流量、肝细胞对药物的摄取、药物在肝内的代谢、药物向胆汁的转运、胆汁形成的速度等因素，均可影响药物自胆汁的排泄。

第二节 疾病对药效学的影响

一、疾病引起受体数目改变

大多数药物与靶细胞上的受体结合，激动或阻断受体，产生药理效应。而组织细胞内受体的数目、亲和力及内在活性可因疾病的影响而产生改变。研究发现，某些疾病产生针对自身受体的抗体，可阻断受体与药物的正常结合，某些疾病还可以引起体内 cAMP、IP3/DG 和 G 蛋白等细胞内信使的活性改变，此种状态下用药，药物效应必然发生改变。例如，甲状腺功能亢进患者的 β 受体比正常人多 1 倍，用了 β 受体激动剂很容易引起心律失常。因此，疾病对药物靶受体的影响是改变药物效应的一个重要因素。

（一）高血压

高血压患者交感神经活性增高，β 受体暴露于高浓度的肾上腺素和去甲肾上腺素中，致使 β 受体下调。普萘洛尔的降压作用是通过阻断 β 受体实现的，有利于 β 受体数目的向上调节。对于内源性儿茶酚胺高的患者，其减慢心率、降低血压的作用相当显著，而对体内儿茶酚胺浓度不高的患者，其治疗效果较差。

（二）支气管哮喘

哮喘患者支气管平滑肌上的 β 受体数目减少，且与腺苷酸环化酶的偶联有缺陷，体内 cAMP 含量降低，使 α 受体的功能相对占优势，引起支气管收缩，诱发哮喘。治疗时应用 β 受体激动剂如沙丁胺醇等舒张支气管平滑肌的同时，加用 α 受体阻滞剂或糖皮质激素后可出现良好的治疗效果，因为糖皮质激素能使 cAMP 含量升高，哮喘得以缓解。但大剂量 β 受体激动剂可拮抗机体内源性糖皮质激素的功能，对哮喘产生不良效果，故目前临床不主张大剂量使用 β 受体激动剂。

二、疾病引起机体对药物的敏感性改变

(一)肝病

肝病患者体内氨及短链脂肪酸等代谢异常,使脑功能处于非正常状态,对较常用的镇静催眠药、镇痛药和麻醉药的敏感性几乎都增强,甚至诱发肝性脑病。如慢性肝炎患者,尤其是发生肝性脑病的患者,在使用氯丙嗪和地西泮镇静时,使用常规剂量就会使患者产生木僵和脑电波减慢,宜选用奥沙西泮,但仍需慎重给药,宜从小剂量开始。肝硬化水肿和腹腔积液的患者若使用过强的利尿剂治疗,由于过度失钾,能加重肝性脑病症状,诱发昏迷,应用保钾利尿剂治疗。

(二)肾病

肾功能衰竭引起尿毒症时,引起电解质和酸碱平衡紊乱,导致机体内各种生物膜的电位及平衡机制改变,以致改变机体对药物的敏感性。由于血脑屏障有效性降低,对镇静催眠药的中枢神经系统抑制效应更敏感。由于凝血机制的改变,使机体对抗凝血药更敏感,使用阿司匹林和其他非甾体抗炎药更易引起胃肠出血。

(三)心脏疾病

心脏自律性紊乱与心肌损害相伴,并会被药物增强。地高辛的心脏毒性会被低钾血症和高钙血症所增强,低钾血症还能明显减弱许多抗心律失常药的效应,故在治疗心律失常时要注意电解质的平衡,同时药物的剂量需要适当调整;有严重缺氧疾患者,地高辛更易引发心律失常。对药物敏感性的显著改变也可由治疗的终止而诱发,如冠心病患者长期使用β受体阻滞剂治疗停止后,会持续数日对肾上腺素有高敏性,此类患者必须缓慢地减少β受体阻滞剂的治疗剂量,以免引起反跳。

三、疾病引起受体后效应机制改变

疾病引起受体后效应机制改变以地高辛对不同类型心力衰竭的效应为例。不同原因所致的心力衰竭,其 Na^+-K^+-ATP 酶后效应机制受到抑制或损害的程度也不一致,使用强心苷的临床疗效也不一样。对低心输出量型心力衰竭,如高血压、心脏瓣膜病、先天性心脏病等心脏长期负荷过重引起

的心力衰竭,受体后效应机制没有受损,它能增加心肌收缩力,降低前、后负荷,增加心输出量,应用强心苷治疗效果较好;而高心输出量型心力衰竭,如甲状腺功能亢进、贫血继发的心力衰竭、肺源性心脏病所致心力衰竭,由于存在心肌缺氧或能量代谢障碍,受体后效应机制受到严重影响,因而应用强心苷治疗效果较差,易引发毒性反应,应治疗原发病。

第三节 疾病状态下的临床用药

肝是药物代谢的主要场所,肾是药物排泄的主要器官,肝肾疾病或其他脏器的病变引起肝肾功能减退时,药物代谢和排泄必然受到影响,从而影响药物的药理效应,甚至造成药物在体内的蓄积,引起严重毒性反应。

一、肝病的临床用药

(一)肝病对临床用药的影响

肝病可引起肝血流量减少或肝药酶活性降低,使药物的肝清除率减少,药物在体内蓄积。如钙通道阻滞剂非洛地平、硝苯地平、尼莫地平等在肝硬化患者的血浆清除率和首过消除明显降低,半衰期显著延长。肝硬化患者口服这些药物时,剂量仅为正常剂量的25%~50%。

急性病毒性肝炎或肝硬化时,许多药物的血浆蛋白结合率降低,血浆中游离型药物浓度增高,这与肝病时血浆蛋白合成减少、血浆蛋白结合部位减少或内源性抑制物蓄积有关。为确保肝病时用药安全,肝硬化患者应从小剂量开始用药,并随时观察临床反应以便及时调整剂量及给药间隔,必要时可进行血药浓度监测。

口服给药存在首过消除,肝病患者首过消除减少,药物的生物利用度增加,药物的血药浓度升高,故对肝病患者使用普萘洛尔、美托洛尔、拉贝洛尔、阿司匹林、利多卡因、氯丙嗪、吗啡、哌替啶等具有明显首过消除效应的药物时,应减少给药剂量并延长给药间隔时间。

(二)肝功能不全时用药注意事项

肝病时,药物的消除速率减慢,血药浓度升高,药物的半衰期延长,但只要血药浓度的变化不超出2～3倍，且机体没有受体敏感性的改变，则该血药浓度的变化并没有太大的临床意义。但据统计，药物引起肝功能损害占药物不良反应的10%～15%，而多数药物都能引起不同程度的肝功能损害。肝病用药应注意以下几点：①禁用或慎用具有肝功能损害作用的药物，如必须应用，应进行生化监护；②慎用经肝代谢且不良反应多的药物；③禁用或慎用可诱发肝性脑病的药物。

二、肾病的临床用药

（一）肾病对临床用药的影响

肾是药物排泄的主要器官，肾功能减退时，药物的吸收、分布、生物代谢、排泄及机体对药物的敏感性均可能受到影响。肾功能不全患者，药物易在体内蓄积，药物半衰期延长，药效提高，甚至发生毒性反应。例如，肌酐清除率近似正常值的患者（*Ccr*=83 mL/min）肌内注射卡那霉素7 mg/kg，$t_{1/2}$为1.5 h，而肾衰竭患者（*Ccr*=8 mL/min）$t_{1/2}$可达25 h。

（二）肾功能不全时选药原则

肾功能不全的患者在选择治疗药物及制定用药方案时，应遵循以下几点原则：①尽可能选用肾毒性较低或无肾毒性的药物；②选择那些在较低浓度即可生效且不良反应容易辨认的药物；③评估患者的肾功能，确定适当的给药剂量及给药间隔时间。

（三）肾功能减退时给药方案调整

肾功能减退时，如仍按照常规方案给药，可因药物在体内蓄积而引起毒性反应。故对肾功能不全的患者使用主要经肾排泄且毒性较大的药物，应先评估患者的肾功能，然后根据患者的肾功能减退程度调整给药方案，确定适当的给药剂量及间隔时间。

第五章

呼吸系统疾病药物治疗

第一节 急性上呼吸道感染

急性上呼吸道感染是鼻腔、咽或喉部急性炎症的概称。常见病原体为病毒,少数由细菌引起。一般病情较轻,病程较短,预后良好。

急性上呼吸道感染全年皆可发病,冬春季节多发,可通过含有病毒的飞沫或被污染的手和用具传播,常为散发,但可在气候突变时流行。由于病毒的类型较多,人体对各种病毒感染后产生的免疫力较弱且短暂,并无交叉免疫,同时在健康人群中有病毒携带者,故一个人一年内可有多次发病。急性上呼吸道感染的发病无年龄、性别、职业和地区差异,但发病率高,具有一定的传染性,有时可引起严重并发症,应积极防治。

一、临床表现

根据病因不同,临床表现可有不同类型。

(一)普通感冒

简称感冒,俗称伤风,是急性上呼吸道病毒感染中最常见类型,以鼻咽部卡他症状为主要表现。起病较急,初期有咽干、咽痒或烧灼感,发病同时或数小时后,可有喷嚏、鼻塞、流清水样鼻涕,2 ~ 3 d 后鼻涕变稠。可伴咽痛,有时由于咽鼓管炎使听力减退。也可出现流泪、味觉迟钝、呼吸不畅、声音嘶哑、轻微咳嗽等。一般无发热及全身症状,或仅有低热、周身不适和肌肉酸痛、轻度畏寒和头痛。检查可见鼻腔黏膜充血、水肿、有分泌物,咽部轻度充血。感冒多为自限性,如无并发症,一般经 4 ~ 10 d 痊愈。

(二)病毒性咽炎和喉炎

急性病毒性咽炎以咽部发痒和灼热感为主要临床特征,咽痛不明显,咳嗽少见。当咽部有吞咽疼痛时,常提示有链球菌感染。急性喉炎主要表现为声音嘶哑、讲话困难、咳嗽时疼痛,常伴有发热、咽痛或咳嗽。体格检查可见咽喉部充血、水肿,局部淋巴结轻度肿大和触痛,喉炎有时可闻及喉部的喘鸣音。

(三)疱疹性咽峡炎

疱疹性咽峡炎表现为明显咽痛、发热,病程约为1周。检查可见咽部充血,软腭、悬雍垂、咽及扁桃体表面有灰白色疱疹及浅表溃疡,周围有红晕。常于夏季发作,多见于儿童,偶见于成人。

(四)咽结膜热

临床表现有发热、咽痛、畏光、流泪、咽及结膜明显充血。病程4~6 d,常发生于夏季,通过游泳传播。儿童多见。

(五)急性咽扁桃体炎

起病急,明显咽痛、畏寒、发热,体温可达39 ℃以上。体检可见咽部明显充血,扁桃体肿大、充血,表面有黄色点状渗出物,颌下淋巴结肿大、压痛,肺部无异常体征。

由病毒引起的急性上呼吸道感染,周围血中白细胞计数多正常或偏低,淋巴细胞比例升高;细菌引起的急性上呼吸道感染,周围血中白细胞计数和中性粒细胞比例多升高,有时出现核左移。无并发症时,胸部X射线检查正常。

一般根据病史、流行情况、鼻咽部症状和体征,结合周围血象及胸部X射线检查,可以做出急性上呼吸道感染的诊断。细菌培养和病毒分离,或病毒血清学检查,如免疫荧光法、酶联免疫吸附法、血凝抑制试验等,有助于病因诊断。

二、治疗原则

1. 一般治疗原则

以对症处理、休息、戒烟、多饮水、保持室内空气流通和防治继发细菌感染为主。

2. 药物治疗原则

急性上呼吸道感染以对症治疗为主。早期应用抗病毒药物可能有一定效果，因此应在发病初期（48 h之内）尽早服用抗病毒药物如利巴韦林、金刚烷胺、奥司他韦等。对有细菌感染者，可根据病原菌选用敏感抗生素治疗。对于有发热、头痛等全身症状明显的患者，可适当应用解热镇痛药物如对乙酰氨基酚或抗感冒复合制剂。有喷嚏、鼻塞、流涕、流泪等症状时，可使用抗组胺药。如果有咳嗽、咳痰，可应用止咳、祛痰药。

三、药物治疗

（一）药物作用机制

抗病毒药利巴韦林是一种核苷化合物，有较广的抗病毒谱，体外具有抑制呼吸道合胞病毒、流感病毒、腺病毒等多种病毒生长的作用。通过抑制病毒 RNA 和蛋白合成，抑制病毒复制与传播。金刚烷胺是离子通道 M2 抑制剂，对甲型流感病毒的各种毒株均有效，可阻止甲型流感病毒穿透宿主细胞，并有阻断病毒脱壳及释放核酸作用。奥司他韦为神经氨酸酶抑制剂，通过抑制甲、乙型流感病毒神经氨酸酶阻止病毒复制。抗生素可以杀菌或抑菌，具有控制细菌感染作用。解热镇痛药对乙酰氨基酚可抑制下丘脑体温调节中枢、促进散热、抑制前列腺素的合成及阻断痛觉神经末梢冲动而发挥解热镇痛作用。氯苯那敏为烃氨基类抗组胺药，可与组胺竞争性拮抗 H1 受体，从而抑制组胺介导的过敏反应，减轻鼻黏膜充血，缓解卡他症状。氯苯那敏常与解热镇痛药合用制成复方制剂。

（二）治疗药物的选用

1. 对症治疗药物

对于发热、头痛、肌肉酸痛等全身症状，可选解热镇痛药如对乙酰氨基酚（成人 0.3 ~ 0.6 g）；有喷嚏、鼻塞、流涕等黏膜卡他症状时，可选用减少鼻咽充血和分泌物的抗组胺药如氯苯那敏；上述症状也可应用抗感冒合剂如酚麻伪敏治疗；剧烈干咳者，可给予镇咳药如可待因（成人 15 ~ 30 mg）、右美沙芬（成人 10 ~ 20 mg）等，也可选用止咳复方制剂。

2. 抗病毒药物

在发病 48 h 内应用抗病毒药有一定效果。常用口服抗病毒药有利巴韦林(成人 100 ~ 200 mg,3 次/d),疗程 7 d;金刚烷胺(成人 100 mg,2 次/d,65 岁以上患者剂量减半),疗程 3 ~ 5 d;奥司他韦(成人 75 mg,2 次/d),连服 5 d。也可选用抗病毒中成药。

3. 抗生素

抗生素不作为常规用药。如有细菌感染,可根据感染的病原体及药物敏感试验选择抗生素治疗。对于弱、幼或老年人及患有心肺基础疾病易合并细菌感染者,可经验用抗生素,常选用青霉素、第一代头孢菌素、大环内酯类或喹诺酮类。多数患者口服抗生素即可。

(三)不良反应及处理

利巴韦林毒副作用较少,常见的不良反应有溶血、贫血、血红蛋白减少、乏力等,停药后可消失。大剂量应用时可有头痛、失眠、食欲减退及恶心等。孕妇及老年人不宜应用。金刚烷胺常见的不良反应有头晕目眩、注意力不集中、头痛、失眠、焦虑等中枢神经系统和食欲减退、恶心等胃肠道症状。1 岁以下婴儿不宜应用。奥司他韦的主要不良反应有恶心、呕吐、腹痛、失眠、头痛等,易饭后服用。解热镇痛剂对乙酰氨基酚主要有恶心、呕吐等胃肠道不良反应。氯苯那敏常见不良反应有嗜睡、疲劳、口干、咽干、咽痛等。用药过程中如出现不良反应,应根据病情和不良反应严重程度,对治疗用药进行及时减量或停药,并积极给予相应的对症治疗。

(四)治疗用药的相互作用

利巴韦林可抑制齐夫多定转变成活性型的磷酸齐夫多定,故两者合用时有拮抗作用。金刚烷胺服药期间不宜饮用含酒精饮料,因可增加中枢神经系统的不良反应;与抗帕金森病药、抗组胺药、三环类抗抑郁药合用,可增强抗胆碱作用;与中枢神经兴奋剂合用,可增加中枢神经系统兴奋性,严重者可引起惊厥或心律失常。奥司他韦与丙磺舒合用,可使血药浓度提高 2 倍,但因其安全浓度范围较大,一般两药合用时不必调整剂量。对乙酰氨基酚大量或长期应用时,可减少凝血因子在肝内的合成,可增强抗凝作用,故合用抗凝药时应根据凝血酶原时间调整剂量;与巴比妥类合用时有发生肝脏毒性的危险;与齐夫多定合用时毒性增加,应避免合用。氯苯那敏与中枢神经系统抑制剂合用时,其中枢抑制作用加强;氯苯那敏可增强金刚烷胺、氟哌啶醇、抗胆碱药、三环类抑郁药、吩噻嗪类及拟交感神经药的药效;与奎尼丁合用时,其抗胆碱作用增强。

第二节 肺炎

肺炎是指终末气道、肺泡和肺间质的炎症,可由病原微生物、理化因素,免疫损伤、过敏和药物所致。细菌性肺炎是最常见的肺炎,也是临床最常见的感染性疾病之一。在抗生素应用以前,细菌性肺炎对儿童及老年人的健康危险很大,抗生素的问世及发展曾一度使肺炎的死亡率明显下降。但近年来,尽管应用强有力的抗生素和有效的疫苗,肺炎总的死亡率却不再降低,甚至有所上升。

肺炎的分类有多种方法。按解剖学可分为大叶性(肺泡性)肺炎、小叶性(支气管性)肺炎和间质性肺炎。按病因可分为细菌性肺炎、非典型病原体所致肺炎、病毒性肺炎、真菌性肺炎、其他病原体所致肺炎和理化因素所致肺炎。病因分类虽然有利于治疗,但由于细菌学检查阳性率低,培养结果滞后,病因分类在临床上较为困难。因此,为便于临床经验性治疗,目前常将肺炎按获得环境不同分为社区获得性肺炎和医院获得性肺炎两类。

一、社区获得性肺炎

社区获得性肺炎(community acquiredpneumonia,CAP)是指在医院外罹患的感染性肺实质(含肺泡壁即广义上的肺间质)炎症,包括具有明确潜伏期的病原体感染而在入院后平均潜伏期内发病的肺炎。

CAP 是威胁人类健康的常见感染性疾病之一,临床上见到的肺炎绝大多数为 CAP,发病率为 4.7% ~11.6%,其中 22.0% ~51.0% 的 CAP 需住院治疗。住院 CAP 死亡率为 7.0%,重症 CAP 死亡率为 29.0%。

(一)临床表现

CAP 一般表现为两种综合征类型,即典型肺炎综合征和非典型肺炎综合征。虽然目前资料提示这两种综合征的表现均缺乏特异性,但其临床表现特征仍具有一定的诊断价值。

典型肺炎综合征的临床特点为急性发热、咳嗽、咳脓痰、气短，一些病例可出现胸膜炎性胸痛。体格检查时可发现肺实变的体征（叩诊呈浊音、触觉语颤增强、可闻及支气管呼吸音或啰音）。

非典型肺炎综合征的临床特点为起病较缓、干咳、气短、肺外症状突出（如头痛、肌痛、乏力、咽痛、恶心、呕吐、腹泻）、胸片异常、肺部受累的体征较少（除啰音以外）。

目前CAP的临床诊断标准是：①新近出现的咳嗽、咳痰，或原有呼吸道疾病症状加重，并出现脓性痰；伴或不伴胸痛。②发热。③肺实变体征和（或）闻及湿啰音。④WBC>10×10^9/L或<4×10^9/L，伴或不伴核左移。⑤胸部X射线检查显示片状、斑片状浸润性阴影或间质性改变，伴或不伴胸腔积液。以上1～4项中任何一项加第5项，并除外肺结核、肺部肿瘤、非感染性肺间质性疾病、肺水肿、肺不张、肺栓塞、肺嗜酸性粒细胞浸润症、肺血管炎等，可建立CAP临床诊断。

（二）治疗原则

1.一般治疗原则

抗感染治疗是肺炎治疗的最主要环节。应在对患者的病情评估基础上，主要进行抗感染治疗，同时进行止咳、化痰、平喘等对症治疗，并积极防治并发症。可先根据临床表现、流行病学、结合本地区细菌耐药情况，根据经验选择恰当的抗生素。同时尽早、尽可能确立微生物学诊断（如痰涂片革兰氏染色、痰培养、介入方法获取病原体等），然后根据病原学和药敏试验结果、治疗反应及当地细菌耐药情况选择最佳的治疗药物。

2.药物治疗原则

首先要明确CAP的诊断，然后推测可能的病原体，根据其对抗生素敏感情况及耐药性进行经验性治疗，其后根据病原学结果及临床疗效调整用药。用药时根据患者病情的严重程度及基础情况确定其给药剂量、给约方法与疗程。对于严重的CAP，或单一用药不能有效控制的混合感染，或伴有结构性肺病（如支气管扩张等）时较长时间用药易产生耐药者可利用抗生素的协同作用联合治疗。对于有咳嗽、咳痰、喘息症状患者，可采取止咳、祛痰、平喘等对症治疗。

(三)药物治疗

1. 药物作用机制

CAP的治疗药物以抗生素为主。常用的抗生素有β-内酰胺类、大环内酯类、喹诺酮类、氨基糖苷类及糖肽类。β-内酰胺类抗生素(如青霉素类、头孢菌素类等)通过抑制细菌细胞壁的合成发挥抗菌作用。大环内酯类抗生素(如红霉素、阿奇霉素、克拉霉素等)主要通过抑制细菌蛋白质合成发挥抗菌作用。大环内酯类抗生素除了有抑制细菌作用外,对肺炎支原体、肺炎衣原体、嗜肺军团菌等非典型病原体亦有抑制作用。喹诺酮类抗菌药(如环丙沙星、左氧氟沙星、莫西沙星等)通过抑制细菌DNA复制、修复及染色体的分离、转录等发挥杀菌作用,对肺炎支原体、肺炎衣原体、嗜肺军团菌亦有一定作用。氨基糖苷类抗生素(如链霉素、阿米卡星、妥布霉素、庆大霉素等)通过抑制细菌蛋白质的合成起到抗菌作用。糖肽类抗生素(如万古霉素、去甲万古霉素、替考拉宁等)可抑制细菌转肽,阻止细菌肽聚糖的形成,导致细菌细胞溶解,从而具有抗菌作用。

2. 治疗药物的选用

(1)抗菌药

1)青壮年、无基础疾病患者:常见的CAP病原体有肺炎链球菌、肺炎支原体、肺炎衣原体、流感嗜血杆菌等。抗菌药可选择:①青霉素类(如青霉素、阿莫西林等);②多西环素(如强力霉素);③大环内酯类(如阿奇霉素);④第一代或第二代头孢菌素(如头孢呋辛);⑤呼吸喹诺酮类(如左氧氟沙星、莫西沙星等)。

2)老年人或有基础疾病患者:常见的CAP病原体有肺炎链球菌、流感嗜血杆菌、需氧G^-杆菌、金黄色葡萄球菌、卡他莫拉菌等。抗菌药可选择:①第二代头孢菌素(如头孢呋辛、头孢丙烯、头孢克洛等)单用或联合大环内酯类;②β-内酰胺类/β-内酰胺酶抑制剂单用或联合大环内酯类;③呼吸喹诺酮类。

3)住院但不必入住ICU患者:常见的CAP病原体是肺炎链球菌、流感嗜血杆菌、混合细菌感染(包括厌氧菌)、需氧G^-杆菌、金黄色葡萄球菌、肺炎支原体、肺炎衣原体、呼吸道病毒等。抗菌药可选择:①静脉注射第二代头孢菌素单用或联合大环内酯类;②静脉注射呼吸喹诺酮类;③静脉注射β-内酰胺类/β-内酰胺酶抑制剂单用或联合大环内酯类;④头孢噻肟或头孢曲松单用,或联合大环内酯类。

4)入住 ICU 的重症患者:根据有无铜绿假单胞菌感染危险因素分为两组。

A 组(无铜绿假单胞菌感染危险因素)常见病原体有肺炎链球菌、需氧 G^- 杆菌、嗜肺军团杆菌、肺炎支原体、流感嗜血杆菌、金黄色葡萄球菌等。抗菌药可选择:①头孢噻肟或头孢曲松联合大环内酯类;②静脉注射呼吸喹诺酮类联合氨基糖苷类;③静脉注射 β-内酰胺类/β-内酰胺酶抑制剂联合大环内酯类;④厄他培南联合静脉注射大环内酯类。

B 组(有铜绿假单胞菌感染危险因素)抗菌药可选择:①具有抗假单胞菌活性的 β-内酰胺类抗生素(如头孢他啶、头孢哌酮/舒巴坦、头孢吡肟、哌拉西林/他唑巴坦、亚胺培南、美罗培南等)联合静脉注射大环内酯类,必要时还可同时联用氨基糖苷类;②具有抗铜绿假单胞菌活性的 β-内酰胺类抗生素联合静脉注射呼吸喹诺酮类;③静脉注射环丙沙星或左氧氟沙星联合氨基糖苷类。

补充说明如下:①青霉素中介水平(MC 为 0.1～1.0 μg/mL)耐药肺炎链球菌肺炎仍可选择青霉素,但需提高剂量,如青霉素 G 240 万单位静脉滴注,每 4～6 h 1 次。高水平耐药或存在耐药高危险因素时应选择头孢噻肟、头孢曲松、新喹诺酮类或万古霉素、亚胺培南。②我国肺炎链球菌对大环内酯类耐药普遍在60%以上,因此,疑为肺炎链球菌所致的 CAP 不宜单独应用大环内酯类,但大环内酯类对非典型致病原仍有良好疗效。③支气管扩张症并发肺炎,铜绿假单胞菌是常见病原体,经验性治疗药物选择应兼顾及此,亦可联合喹诺酮类或大环内酯类,因为此类药物易穿透或破坏细菌的生物被膜。④疑有吸入因素时应联合甲硝唑或克林霉素,或优先选择氨苄西林/舒巴坦钠、阿莫西林/克拉维酸;也可选用莫西沙星等对厌氧菌有效的呼吸喹诺酮类。⑤抗生素治疗的疗程一般可于热退和主要呼吸道症状明显改善后 3～5 d 停药,应视不同病原体、病情严重程度而异。对于金黄色葡萄球菌、铜绿假单胞菌、克雷伯菌或厌氧菌等容易导致肺组织坏死的细菌所致的感染,建议疗程≥2 周。对于肺炎支原体、肺炎衣原体感染,建议疗程为 10～14 d,军团菌属感染疗程建议为 10～21 d。

(2)对症治疗药物:CAP患者胸痛剧烈者,可酌情用少量镇痛药,如可待因15 mg,临时口服;频繁咳嗽者,可给予止咳药如可待因、右美沙芬等。痰液黏稠时,可给予祛痰药如氨溴索、羧甲司坦等。也可选用止咳、祛痰复方制剂。一般发热不主张用阿司匹林或其他解热药,高热患者在物理降温效果不理想情况下,可慎用解热药物,同时注意多饮水。烦躁不安、谵妄、失眠者,可酌情应用地西泮或水合氯醛,禁用抑制呼吸的镇静药。

3.不良反应及处理

β-内酰胺类抗生素最常见的不良反应是过敏反应,包括药疹、皮炎、血清病、过敏性休克、溶血性贫血等。大剂量时可能发生肾毒性。用药前仔细询问过敏史,进行青霉素皮肤过敏试验,可防止过敏反应的发生,一旦出现过敏性休克立即就地抢救。大环内酯类抗生素常见胃肠道不良反应,如腹泻、恶心、呕吐、腹痛、口舌疼痛、食欲减退等;亦可引起肝损害,以胆汁淤积为主,用药期间应注意监测肝功能。氨基糖苷类抗生素主要不良反应有耳毒性(耳蜗神经损伤、前庭损害)、肾毒性(多尿、蛋白尿等),亦可引起恶心、呕吐、食欲减退等胃肠道反应,及时停药后一般可恢复正常。喹诺酮类抗菌药主要有胃肠道反应,表现为恶心、呕吐、腹泻、便秘等,也可引起神经系统反应,如头晕、失眠及心血管系统反应(如心悸、心电图QT间期延长等)。糖肽类抗生素主要不良反应是耳毒性(听力减退、耳鸣或耳部饱满感)、肾毒性(蛋白尿、管型尿,重者出现少尿、血尿甚至肾衰竭)和变态反应(发热、寒战、皮疹、过敏性休克等)。万古霉素快速静脉注射时还可引起红人综合征。用药过程中出现不良反应时,需根据病情和不良反应严重程度,停药或及时减量,并积极给予相应的对症处理。

4.治疗药物的相互作用

(1)青霉素类抗生素不宜与氯霉素、红霉素、四环素类、磺胺类合用,它们可干扰青霉素类抗生素的活性。丙磺舒、阿司匹林、吲哚美辛、保泰松和磺胺药能减少青霉素类抗生素的肾小管分泌从而延长其血清半衰期。青霉素类抗生素可增强华法林的抗凝作用,与氨基糖苷类抗生素合用有协同作用,但混合后,两者的抗菌活性明显减弱,因此两药不能置于同一容器内给药。

(2)头孢菌素类抗生素与呋塞米、依他尼酸、布美他尼等强利尿剂;卡氮芥、链佐星等抗肿瘤药及氨基糖苷类抗生素等肾毒性药物合用有增加肾毒性的可能。头孢菌素类抗生素与丙磺舒合用可使本品的药-时曲线下面积(AUC)增加约50%；与抗酸药合用可减少其吸收；有抗铜绿假单胞菌作用的头孢菌素与庆大霉素或妥布霉素合用对铜绿假单胞菌均有协同作用；与阿米卡星合用对大肠埃希菌、肺炎克雷伯菌和铜绿假单胞菌有协同作用；与氨基糖苷类抗生素联合应用时，用药期间应监测肾功能。

(3)大环内酯类抗生素可使需要经过细胞色素P450系统代谢的药物(如阿司咪唑、华法林、麦角生物碱、三唑仑、咪达唑仑、环孢素、奥美拉唑、雷尼替丁、苯妥因、溴隐亭、阿芬他尼、海索比妥、丙吡胺、洛伐他丁、他克莫司等)血清浓度升高；与茶碱合用时能提高后者在血浆中的浓度；与华法林合用时可影响凝血酶原时间；与氯霉素或林可霉素合用可产生拮抗作用。

(4)氨基糖苷类与神经肌肉阻断药合用可加重神经肌肉阻滞作用，导致肌肉软弱、呼吸抑制等症状；与卷曲霉素、顺铂、依他尼酸、呋塞米或万古霉素(或去甲万古霉素)等合用，或先后连续局部或全身应用，可能增加耳毒性与肾毒性；氨基糖苷类与头孢噻吩或头孢唑啉局部或全身合用可能增加肾毒性。其他肾毒性药物及耳毒性药物均不宜与氨基糖苷类合用或先后应用，以免毒性加重；与β-内酰胺类(头孢菌素类或青霉素类)合用常可获得协同作用，但与β-内酰胺类混合可导致相互失活，联合应用时须分瓶滴注。

(5)尿碱化剂可减低喹诺酮类抗菌药在尿中的溶解度，导致结晶尿和肾毒性。喹诺酮类抗菌药与茶碱类合用时可能由于与细胞色素P450结合部位的竞争性抑制，茶碱类的肝清除明显减少，消除半衰期延长，血药浓度升高，出现茶碱中毒症状，故合用时应测定茶碱类血药浓度和调整剂量；喹诺酮类抗菌药与丙磺舒合用时血浓度增高；与环孢素合用，可使环孢素的血药浓度升高，必须监测环孢素血浓度，并调整剂量；与华法林同用时可增强后者的抗凝作用。

(6)糖肽类抗生素与氨基糖苷类、两性霉素B、阿司匹林及其他水杨酸盐类、注射用杆菌肽及布美他尼、卷曲霉素、卡氮芥、顺铂、环孢素、依他尼酸、尼龙霉素及多黏菌素类药物等合用或先后应用，可增加耳毒性及肾毒性。如必须合用，应监测听力及肾功能并调整剂量。抗组胺药、布克利嗪、赛克利嗪、吩噻嗪类、噻吨类及曲美苄胺等与万古霉素合用时，可能掩盖耳鸣、头昏、眩晕等耳毒性症状。

二、医院获得性肺炎

医院获得性肺炎(hospital acquired pneumonia, HAP)亦称医院内肺炎(nosocomial pneumonia, NP),是指患者入院时不存在、也不处于感染潜伏期,而于入院48 h后在医院(包括老年护理院、康复院)内发生的肺炎。

近年来,HAP的发病率有上升趋势,国际上多数报道HAP发病率为0.5%~1.0%,在西方国家居医院感染的第二至第四位;ICU内发病率为15.0%~20.0%,其中接受机械通气患者高达18.0%~60.0%,病死率超过50.0%。我国HAP发病率为1.3%~3.4%,是第一位的医院内感染(占29.5%)。HAP在病原学、流行病学和临床诊治上与CAP有显著不同。

(一)临床表现

HAP常见的症状有发热、咳嗽、咳脓痰、呼吸困难和胸痛。对机械通气或危重患者HAP的判断,病史的收集非常重要,因为此时患者的临床症状无明显的特异性,可能只有精神状态的改变。当患者的痰量或痰液的性状发生改变、需氧量增加、胸片出现新的渗出灶或原有的病灶增大、白细胞增高和发热等出现时,常提示可能有HAP的发生。体格检查可有体温升高、心率增快、呼吸急促、发绀,严重时可有呼吸衰竭。有时可见典型的肺实变体征:触觉语颤增强、叩诊呈浊音、闻及粗糙的捻发音和支气管呼吸音。若发生类肺炎性胸腔积液时,可出现胸腔积液的体征。

HAP的诊断标准同CAP。但临床表现、实验室和影像学所见对HAP的诊断特异性甚低,尤其应注意排除肺不张、心力衰竭和肺水肿、基础疾病肺部受累、药物性肺损伤、肺栓塞和急性呼吸窘迫综合征等。粒细胞缺乏、严重脱水患者并发HAP时胸部X射线检查可以阴性,卡氏肺孢子虫肺炎有10%~20%患者胸部X射线检查完全正常。

(二)治疗原则

1.一般治疗原则

在确立HAP诊断的同时应首先对患者的病情严重程度进行评估,收集标本进行培养,尤其是血培养,初步判断可能的病原体,迅速给予经验性抗感染治疗。如果患者呼吸室内空气时血氧饱和度低于92%,应给予氧疗。一旦病情严重,应进入ICU,需要机械通气治疗者应即刻给予相应处理。同时还应对患者全身状态进行评估，包括伴随疾病，水、电解质平衡和营养支持等，针对具体情况给予相应处理。一般 48 h 后根据患者的治疗反应、病原学检查结果、胸部影像学结果再重新评估病情，必要时调整抗感染治疗方案。脓胸是 HAP 的常见并发症，一旦出现，应尽早通过抽吸、闭式引流或切开引流等，配合抗生素治疗以缓解病情。

2. 药物治疗原则

抗菌药是 HAP 的主要治疗药物，首先根据 HAP 的严重程度和其可能的病原体经验性选用抗菌药，然后根据病原学及药敏试验结果调整抗菌药种类。若无病原学结果，则根据患者对初始经验性治疗的反应来决定治疗方案。对于严重 HAP，选用的抗菌药的抗菌谱应覆盖常见致病菌，包括嗜肺军团菌、铜绿假单胞菌、耐青霉素的肺炎链球菌、其他院内耐药的 G^- 杆菌。此外，在耐甲氧西林金黄色葡萄球菌常见的医疗单位内，万古霉素应包括在经验性治疗中。抗菌药用药时间应个体化，一般疗程为 10 ~ 14 d，有严重基础疾病、免疫系统缺陷或抑制宿主、耐药菌感染，或出现并发症如脓胸、肺脓肿的患者应适当延长疗程。

（三）药物治疗

1. 药物作用机制

治疗 HAP 常用的抗菌药种类、作用及机制与 CAP 相同。唑类抗真菌药如氟康唑、咪康唑、伊曲康唑等能抑制真菌细胞膜麦角固醇的合成，损伤膜的通透性，从而发挥对真菌的抑杀作用。抗生素类抗真菌药如两性霉素 B 通过改变膜通透性导致真菌细胞死亡。氟胞嘧啶进入真菌细胞后可转变为具有抗代谢作用的 5-氟胞嘧啶，后者能阻断真菌核酸和蛋白质的合成，从而发挥抗真菌作用。核苷类抗病毒药更昔洛韦能抑制病毒 DNA 复制，对巨细胞病毒有强大的抑制作用。磷甲酸钠可非竞争性抑制病毒 DNA 复制，对巨细胞病毒、疱疹病毒有一定抑制作用。磺胺甲噁唑（SMZ）可阻止细菌二氢叶酸的合成，从而抑制细菌的生长繁殖，具有广谱抗菌作用及抗卡氏肺孢子虫作用。抗寄生虫药物戊烷脒（喷他脒）能抑制 RNA、DNA、磷脂和蛋白质的合成，从而发挥抗卡氏肺孢子虫作用。砜类抑菌药氨苯砜因其作用机制与磺胺甲噁唑相似，因此与甲氧苄啶（TMP）合用有抗卡氏肺孢子虫作用。

2. 治疗药物的选用

(1)经验性治疗

1)轻、中症 HAP:常见病原体有肠杆菌科细菌、流感嗜血杆菌、肺炎链球菌、甲氧西林敏感金黄色葡萄球菌(Methicillin - sensitive Stophylococcus aureus,MSSA)等。抗菌药可选择:①第二、三代头孢菌素(不必包括具有抗假单孢菌活性者);②β-内酰胺类/β-内酰胺酶抑制剂;③青霉素过敏者选用氟喹诺酮类或克林霉素联合大环内酯类。

2)重症 HAP:常见病原体有铜绿假单胞菌、耐甲氧西林金黄色葡萄球菌(Metthicillin-resistant staphylococcus aureus,MRSA)、不动杆菌、肠杆菌属细菌、厌氧菌。抗菌药可选择喹诺酮类或氨基糖苷类联合下列药物之一:①抗假单胞菌 β-内酰胺类如头孢他啶、头孢哌酮、哌拉西林、替卡西林、美洛西林等;②广谱 β-内酰胺类/β-内酰胺酶抑制剂(替卡西林/克拉维酸、头孢哌酮/舒巴坦钠、哌拉西林/他唑巴坦));③碳青霉烯类(如亚胺培南、美罗培南);④必要时联合万古霉素(针对 MRSA);⑤当估计真菌感染可能性大时,应选用有效抗真菌药物。

(2)抗病原微生物治疗

1)MSSA 首选:苯唑西林或氯唑西林单用或联合利福平、庆大霉素。替代:头孢唑啉或头孢呋辛、克林霉素、复方磺胺甲噁唑、氟喹诺酮类。

MRSA 首选:(去甲)万古霉素单用或联合利福平或奈替米星。替代(须经体外药敏试验):氟喹诺酮类、碳青霉烯类或壁霉素。

2)肠杆菌科(大肠埃希菌、肺炎克雷伯菌、变形杆菌、肠杆菌属等)首选:第二、三代头孢菌素联合氨基糖苷类(参考药敏试验可以单用)。替代:氟喹诺酮类、氨曲南、亚胺培南、β-内酰胺类/β-内酰胺酶抑制剂。

3)流感嗜血杆菌首选:第二、三代头孢菌素,新大环内酯类,复方磺胺甲噁唑,氟喹诺酮类。替代:β-内酰胺类/β-内酰胺酶抑制剂(氨苄西林/舒巴坦钠、阿莫西林/克拉维酸)。

4)铜绿假单胞菌首选:氨基糖苷类、抗假单胞菌 β-内酰胺类(如哌拉西林/他唑巴坦、替卡西林/克拉维酸、美洛西林、头孢他啶、头孢哌酮/舒巴坦钠等)及氟喹诺酮类。替代:氨基糖苷类联合氨曲南、亚胺培南。

5)不动杆菌首选:亚胺培南或氟喹诺酮类联合阿米卡星或头孢他啶、头孢哌酮/舒巴坦钠。

6）军团杆菌首选：红霉素或联合利福平、环丙沙星、左氧氟沙星。替代：新大环内酯类联合利福平、多西环素联合利福平、氧氟沙星。

7）厌氧菌首选：青霉素联合甲硝唑、克林霉素、β-内酰胺类/β-内酰胺酶抑制剂。替代：替硝唑、氨苄西林、阿莫西林、头孢西丁。

8）真菌首选：氟康唑，酵母菌（新型隐球菌）、酵母样菌（念珠菌属）和组织胞质菌大多对氟康唑敏感；两性霉素 B 抗菌谱最广，活性最强，但不良反应重，当感染严重或上述药物无效时可选用。替代：5-氟胞嘧啶（念珠菌、隐球菌）；咪康唑（芽生菌属、组织胞质菌属，隐球菌属，部分念珠菌）；伊曲康唑（曲霉、念珠菌、隐球菌等）。

9）巨细胞病毒首选：更昔洛韦单用或联合静脉用免疫球蛋白（IVIG），或巨细胞病毒高免疫球蛋白。替代：磷甲酸钠。

10）卡氏肺孢子虫首选：复方磺胺甲噁唑。替代：戊烷脒，氨苯砜联合甲氧苄啶（TMP）。

3. 不良反应及处理

抗菌药的常见不良反应同 CAP。

抗真菌药物常见的不良反应主要有恶心、呕吐、厌食、腹痛、腹泻等胃肠道反应。两性霉素 B 易引起肾功能损害，还可引起低钾血症、贫血、白细胞和血小板减少等。抗病毒药更昔洛韦常见的不良反应为中性粒细胞减少、血小板计数减少等骨髓抑制现象；此外可有中枢神经系统症状如精神异常、紧张、震颤等，胃肠道反应及肝功能异常等。磷甲酸钠的主要不良反应是肾功能损害，可引起急性肾小管坏死、肾源性尿崩症及出现磷甲酸钠结晶尿等。磺胺甲噁唑的主要不良反应是过敏反应（药疹、皮炎、光敏感、发热等）、血液系统反应（溶血性贫血、血红蛋白尿、粒细胞减少或缺乏、血小板减少、再生障碍性贫血等）、肝肾功能损害及胃肠道反应等。戊烷脒主要不良反应为注射局部出现硬结和疼痛。氨苯砜主要不良反应有背痛、腿痛、消化道症状、发热、溶血性贫血等。

4. 药物的相互作用

抗菌药的相互作用同 CAP。

抗真菌药氟康唑、伊曲康唑等可使苯妥英钠、环孢素、茶碱血药浓度升高；与甲磺丁脲、格列本脲和格列吡嗪等口服降血糖药合用时，可减少该类药物在肝脏的代谢,使血药浓度升高,可发生低血糖;与华法林等抗凝药物合用时可使凝血酶原时间延长,易发生出血;与西沙比利、特非那丁等合用时,可致 QT 间期延长,导致严重性心律失常的发生。具有肾毒性的药物可加重两性霉素 B 的肾毒性作用;两性霉素 B 与糖皮质激素合用时可加重低血钾,与氟胞嘧啶合用时药效增强,但毒性也增加。抗病毒药更昔洛韦与影响造血系统药物、可以引起骨髓抑制的药物合用时,骨髓抑制作用增强;与齐多夫定合用时可增强对造血系统的毒性;与丙黄舒合用不良反应增加。磺胺甲噁唑与能使尿液碱化的药物合用时,其在尿液中的溶解度增加,排泄加快;可增强抗凝药、口服降血糖药、保泰松等的作用;与氨苯甲酸有拮抗作用,与光敏感药物、抑制骨髓药物及肝毒性药物合用时其不良反应增加。戊烷脒与格帕沙星、司帕沙星合用可增加后两种药物对心脏的毒性。氨苯甲酸可拮抗氨苯砜作用,利福平可降低氨苯砜的血浓度。氟胞嘧啶静脉给药时与干扰素或甲氨蝶呤(鞘内)合用,可能引起精神异常,应慎用;与肾毒性药物合用可加重肾毒性,特别是肾功能不全者更易发生;与齐多夫定合用可引起肾毒性,表现为深度昏睡和疲劳。

第三节 支气管哮喘

支气管哮喘(简称哮喘)是一种常见的慢性肺部疾病,我国哮喘的患病率为0.5% ~2.0%,国外资料显示近十多年来支气管哮喘的患病率、严重程度及死亡率在增加。细胞学及分子生物学研究的进展,对哮喘概念的认识及防治水平的提高有重大指导意义。

哮喘的病因复杂,大多数患者有过敏体质,通过多基因遗传,并受环境因素影响。在接触某些激发因素如过敏源、空气污染、呼吸道感染、运动、气候变化、药物及情绪等作用下触发哮喘或加剧哮喘程度。

一、发病机制

(一)免疫学机制

传统观点认为哮喘是一种Ⅰ型变态反应,由抗原通过 IgE 机制作用于致敏的肥大细胞，后者释放出多种介质引起支气管收缩，此观点现在被认为不够全面。另一种为非 IgE 依赖机制，由辅助性 T 细胞通过细胞因子激活炎症细胞，使之局部聚集及活化，释放介质，对气道的炎症反应起重要作用。

1. 炎症细胞

肥大细胞多年来被认为在哮喘发病中起关键作用，最近证明肥大细胞只在接触变应原后的立即反应中起作用，而在慢性哮喘中作用甚微。巨噬细胞在哮喘患者的支气管肺泡灌洗液中数量增多，气道腔内及其黏膜下的巨噬细胞可通过 IgE 依赖机制激活，使血栓素、白三烯、前列腺素、血小板活化因子（platelet activated factor，PAF）等介质及超氧阴离子和一些水解酶释放增加。哮喘患者气道黏膜、黏膜下及结缔组织中大量嗜酸性粒细胞浸润，激活的嗜酸性粒细胞释放出白三烯 C_4（LTC_4）、PAF 及主要碱性蛋白质等，后者可引起气道上皮损伤，吸入变应原后支气管肺泡灌洗液中嗜酸性粒细胞显著增加，并与气道高反应性的程度密切相关。严重哮喘患者外周血 T 淋巴细胞增加，在慢性哮喘中起免疫调节作用，可能通过白介素-3（IL-3）、白介素-5（IL-5）参与哮喘的慢性炎症，IL-3 作用在肥大细胞，IL-5 可促进嗜酸性粒细胞的趋化、增殖和分化，从而加强气道中嗜酸性粒细胞的致炎症作用。气道上皮细胞损伤是哮喘的病理特征之一，当气道上皮细胞损伤或脱落时，气道失去保护屏障，使恋应原和吸入的化学物质可能直接到达黏膜下层，同时感觉神经末梢暴露而易受激惹，促使气道反应性增高。气道上皮细胞尚可释放一些炎症介质（脂氧合酶产物）及松弛因子，因气道上皮细胞损伤令松弛因子减少或缺失，使支气管收缩反应加重。血小板可通过 IgE 依赖机制激活、释放某些介质如 5-羟色胺、血栓烷、脂氧合酶产物和 PAF 等。

2. 炎症介质

炎症介质对气道的主要作用是引起支气管收缩、黏液分泌亢进、微血管渗漏及血浆渗出致黏膜水肿、炎症细胞浸润、气道上皮脱落等。各种介质对气道的作用不同，它们相互作用，形成哮喘的病理特征，促使气道高反应性的产生及加重。

（二）神经机制

气道的自主神经控制复杂，当胆碱能亢进，α 肾上腺素能效应增强和（或）β 肾上腺素能效应低下时，可导致哮喘。此外呼吸道尚有非肾上腺素能-非胆碱能神经(non-adrenergic non-cholinergic,NANC)及神经肽的存在,如血管活性肠肽(vasoaltive intestinal peptide,VIP)、P物质及神经激肽等均与哮喘有关。

二、病理

哮喘是一种慢性炎症,病理特征是嗜酸性粒细胞和T淋巴细胞浸润及气道上皮细胞脱落,即使最轻症的哮喘亦有如此变化,气道炎症可引起广泛的气道阻塞症状,是气道高反应性的基础。急性发作时气道狭窄多为气道平滑肌收缩,微血管渗漏,黏膜水肿。血管舒张及黏液分泌亢进,具有较大的可逆性。随着病情进展,炎症细胞聚集及分泌亢进,可在大小气道形成广泛黏液栓,加重气道阻塞甚至导致肺不张,使症状持续难以完全缓解。若哮喘长期反复发作,气道狭窄进入不可逆阶段,病理特征是支气管平滑肌肥大,杯状细胞增生,新生血管床形成,气道上皮纤维化、基底膜增厚,周围肺组织对气道支持作用消失,治疗效果较差。

三、临床表现

哮喘的临床表现因不同阶段的病理变化及个体差异而有所不同,同一机体不同时间或场合会有不同的表现。可表现为胸闷、咳嗽或典型哮喘发作甚至持续状态。典型发作常有先兆症状如打喷嚏、流涕、咳嗽或胸闷等,随后出现以呼气为主的伴哮鸣音的呼吸困难,一般可自行缓解或用平喘药缓解。重度发作时呼吸困难严重,发绀,大汗淋漓,甚至呼吸衰竭,血气分析表现为不同程度缺氧,二氧化碳潴留,呼吸性和(或)代谢性酸中毒。但非典型的发作如以咳嗽为主要表现者可无明显体征,其特点是发作性咳嗽,可有季节性,尤以早、晚明显,抗生素治疗效果不佳,而用平喘药和抗炎药物能缓解,支气管激发试验阳性等。

四、诊断

(1)反复发作性喘息、呼吸困难、胸闷或咳嗽,多与接触变应原、病毒感染、运动或某些刺激物有关。

(2)发作时双肺可闻及散在或弥漫性以呼气期为主的哮鸣音。

(3)上述症状可经治疗缓解或自行缓解。

(4)对症状不典型者(如无明显喘息或体征),应具备以下一项试验阳性:①若基础用力肺活量(FEV)(或最高呼气流量 PEP)<80% 正常值,吸入 β_2受体激动剂后 FEV(或 PEF)增加 15% 以上;②PEF、变异率(用呼气峰流速仪测定,清晨及入夜各测一次)≥20%;③支气管激发试验(或运动激发试验)阳性。

五、治疗

治疗的目的是尽快缓解哮喘症状和防止或减轻哮喘反复发作,提高生活质量。哮喘是一种涉及多种细胞及多种介质的慢性炎症,治疗上应确立以抗炎治疗为主,辅以支气管扩张药物的治疗原则。

(一)一般治疗

安静休息。根据病情给予氧疗、补充液体、控制呼吸道感染等,并应去除病因,避免接触变应原和其他非特异性刺激,消除各种诱发因素。

(二)支气管扩张剂的应用

1. β_2受体激动剂

β_2受体激动剂(简称 β_2激动剂)是目前最常用、最有效的支气管扩张药,作用快而强,能兴奋 β_2受体而激活腺苷环化酶,后者使细胞内 cAMP 生成增加而松弛平滑肌,对大、小气道均有扩张作用,增加黏膜纤毛清除功能,减少血管通透性,调节肥大细胞及嗜碱性粒细胞介质的释放。

(1)吸入药物:短效 β_2激动剂如沙丁胺醇(喘乐宁)、叔丁喘宁(喘康速),借助定量型雾化吸入器或干粉剂吸入,或以 0.5% 舒喘灵溶液 1 mL 加适量生理盐水雾化吸入。其特点是起效快,通常吸入 5 ~10 min 哮喘症状明显缓解,疗效维持 4 ~6 h,全身不良反应较轻,可作为轻症哮喘发作的首选治疗,或预防运动性哮喘。新一代长效 β_2激动剂(施立稳)和福莫特罗(Formeterol),药物作用维持 8 ~12 h,适用于防治夜间哮喘发作和清晨哮喘加剧者,对吸入皮质激素后仍需每天吸入短效 β_2激动剂 3 ~4 次者亦可选用。

(2)口服药物:常用的短效 β_2激动剂有沙丁胺醇,每次 2 ~4 mg;叔丁喘宁,每次 2.5 ~5.0 mg,均 3 次/d。通常在服药 15 ~30 min 起效,疗效维持 4 ~6 h。现已用疗效维持时间较长、效力高的控释舒喘灵(全特灵),8 mg,早、晚各1次，普鲁卡地鲁(美喘清)，每次25～50 μg，2次/d，用于防治反复发作性哮喘及夜间哮喘。β_2激动剂的不良反应较轻，偶有心悸、肌震颤及低钾血症等。

(3)静脉用药：对重症哮喘可用舒喘灵1 mg加入100 mL溶液内，在30～60 min滴完，必要时6～8 h再重复一次。

2. 茶碱类药物

最重要的作用是扩张支气管，此外尚有兴奋呼吸中枢、强心利尿、扩张血管平滑肌、改善纤毛运动及减轻膈肌疲劳等作用。

常用的口服氨茶碱和缓释型茶碱，可用于轻中度哮喘发作，前者剂量一般为每日8～10 mg/kg。缓释型茶碱如茶喘平(TheoVent-LA)0.25 g，2次/d，因其作用持久，可用于抑制夜间哮喘发作。较重病例可用氨茶碱缓慢静脉推注，首剂给予负荷剂量4～6 mg/kg，推注时间不少于20 min，以防心律失常和血压下降，随后以滴注维持，吸烟者每小时0.6 mg/kg，不吸烟者每小时0.4～0.5 mg/kg，心力衰竭及肝功能不全者每小时0.2 mg/kg。茶碱最佳血清浓度为10～20 μg/mL，负荷剂量半小时后测血清茶碱浓度。若为上述浓度则按原方案维持给药，若>25 μg/mL，暂停滴注直至浓度回复至<20 μg/mL；若<10 μg/mL，则每2 μg/mL血清浓度需追加1 mg/kg。由于茶碱的半衰期为6～12 h，个体差异大，有效浓度与引起毒性反应的血清浓度接近，因此有条件时应作血清药物浓度监测。与β_2激动剂合用须慎重或适当减量，以免引起中毒反应。喘定(双羟丙茶碱)作用与氨茶碱同，但不良反应较轻。

3. 抗胆碱能药

有报道吸入溴化异丙托品和溴化氧托品治疗哮喘的作用较β_2激动剂为弱，起效较慢，但与之联用则有协同效应。

4. 硫酸镁

作用机制可能是Mg^{2+}抑制平滑肌收缩，并抑制肥大细胞释放组胺和(或)抑制乙酰胆碱的释放等。不少报道已证实硫酸镁对哮喘有效，尤其合并高血压者，一些常规平喘药及激素治疗无效者可试用。确切的应用剂量未肯定，有报道以硫酸镁1.2 g静脉注射的。

（三）抗炎药物

1. 糖皮质激素（激素）

哮喘是慢性炎症，单用支气管扩张剂不够全面，反而掩盖炎症的发展，使气道反应性进一步增高，尤其对中、重度哮喘甚至有害，必须联用抗炎药才能达到最佳疗效。激素起着抗炎和免疫调节作用，对炎症反应各阶段均有抑制作用，对哮喘的长期治疗效果最好。是抢救哮喘持续状态或危重发作的重要药物。主要作用机制是抑制以嗜酸性粒细胞为主的炎症细胞的活化和迁移；干扰碳四烯酸代谢和抑制组胺、白三烯、前列腺素等炎症介质的合成和释放，抑制细胞因子的生成；减少炎症水肿及黏液的产生；减轻微血管渗漏；增加细胞膜 β 受体密度，改善激动剂-受体偶联，从而增强 β 受体的敏感性。

（1）吸入疗法：优点是药物直接作用在气道，抗炎效果强，全身不良反应少，不少国家已把它作为慢性哮喘的一线治疗，有逐步取代全身应用激素的趋势，尤其在成功研制了各种新型吸入激素及定量吸入装置后，使吸入激素治疗哮喘进入了新时期。

吸入激素有二丙酸倍氯米松（Beclomethasone Dipropionate，BDP，必可酮）、丁地去炎松（布地缩松）、曲安缩松、氟尼缩松。每日吸入 BDP 400 μg 的效果相当于口服泼尼松 7.5 mg，通常按此剂量吸入 BDP 可控制绝大多数慢性哮喘的症状。增加吸入剂量可增加疗效，高剂量吸入（每日 1 600 μg 以上）在控制症状、改善肺功能及减少口服激素用量等方面可获得更为理想的效果，但有人认为每日>1 600 μg 可能会出现激素全身不良反应，应予注意。吸入 BDP 3 周后气道反应性下降，随疗程延长继续好转，至 30～100 周可达到平稳期。

激素吸入疗法的注意事项如下。

1）应向患者说明激素吸入剂为抗炎药，与 β_2 激动剂作用不同，其不具备立即平喘作用，为发挥抗炎作用，应耐心、规律及长期吸入。

2）吸入激素起作用较慢，连续、规则吸药 1 周后方出现疗效，因而开始吸入时宜与口服激素重叠应用至少 2 周，第 3 周开始渐减口服剂量直至停用，以吸入代替口服激素为治疗中度、慢性反复发作哮喘及解除哮喘激素依赖较有效的方法。

3）当哮喘症状加剧或在感染、手术、外伤等应激状态下吸入疗法不起作用时，需短期合用全身激素（口服或静注），待病情缓解，全身用药减至一定程度才考虑吸入疗法。

4）为减少吸入激素后口咽部念珠菌感染、失音、上呼吸道刺激感及药物吸收后的全身不良反应，应在吸药后及时用清水漱口。

5）当哮喘严重发作时，吸入疗法难以奏效，并会加重对支气管的刺激，使病情恶化，此时应改为口服或静注激素，或先用气管扩张剂。

6）吸入激素亦可用于预防季节性哮喘发作，一般可在发作季节前 2 周开始应用。

（2）口服给药：适用于慢性反复发作的哮喘或急性发作较重者，一般选用半衰期短的泼尼松、泼尼松龙等，用量参考患者既往应用激素的情况，每日给予泼尼松 20～30 mg，控制症状 1 周后及时减量，连续用药 2 周以上者，一般应渐减剂量，减量速度因人而异，以哮喘不再复发为度。如减量过程中症状加重，则需要重新加量。泼尼松的维持剂量以每日不超过 10 mg 为宜，低剂量维持基本不产生下丘脑－垂体－肾上腺轴的抑制作用，宜每日清晨或隔日顿服。

（3）静脉给药：当急性重症哮喘或哮喘持续状态，应立即短程大剂量静脉应用激素，由于激素显效时间需 6～8 h，应尽早使用半衰期短的制剂，如甲基泼尼松或氢化可的松等，首次剂量要足，氢化可的松 4 mg/kg，每 4～6 h 1 次，24 h 最大剂量可达 1 500 mg（75 kg 体重），甲基泼尼松首剂 1～2 mg/kg，每 4～6 h 1 次，维持 24～48 h，在症状控制后短时间内逐渐减量，改为口服，而后停药。

2. 其他抗炎剂和抗组织胺类药物

色甘酸钠、奈多米尔钠、曲尼斯特、酮替芬、氮革司汀等，前二者通过干粉剂或定量型雾化吸入剂吸入，后三者口服，它们均具有一定的抗炎和防止 β 受体功能下调的作用，但都需早期应用，通常用于预防性治疗，尤其哮喘的季节性预防。色甘酸钠对慢性轻、中度哮喘及对 β_2 激动剂无效的运动诱发哮喘有预防作用，对儿童及过敏性哮喘有较好的疗效。

甲氨蝶呤（Methotrexate，MTX）亦具抗炎作用。小剂量 MTX 可抑制 T 淋巴细胞的增殖及功能，抑制炎症细胞的趋化及由 IL－1、白三烯所致的炎症，从而改善严重哮喘的症状，尤其对于激素依赖性哮喘，可把激素用量减至最小维持量甚至停用。小剂量 MTX 是每周口服 10～15 mg，连用 12～24 周，可以减少激素用量。不良反应有轻微胃肠道反应、脱发、肝功能轻度异常等。亦有报道 MTX 用量加大至 15～50 mg，每周 1 次，连用 18～28 个月疗效较好，60% 患者能停用激素，近 40% 能减少激素用量一半以上，哮喘症状及 FEV 明显改善，不良反应较轻，不须停药。但仍有不少问题有待解决，如适当的剂量及疗程，和长程合并激素治疗增加并发症，如卡氏肺囊虫肺炎、隐匿性肝硬化等。亦有些病例使用 MTX 会诱发哮喘等。

随着对哮喘发病机制认识的提高，目前研究的介质拮抗剂如白三烯拮抗剂、PAF 拮抗剂及选择性磷酸三酯酶抑制剂等将可能是治疗哮喘有价值的新药。

（四）哮喘的分级治疗

哮喘应按病情轻重进行分级治疗，选用恰当的药物以达到最佳疗效。对轻症或偶发的哮喘，一般用 β_2 激动剂吸入或口服；对中毒者需用糖皮质激素或色甘酸钠规律吸入，支气管扩张剂宜按需使用或用长效茶碱、长效 β_2 激动剂控制夜间发作，必要时激素吸入量可增至每日 800～1 000 μg 或口服激素；对重度发作者除全身应用激素外，尚需采用综合措施紧急处理。

（五）重症哮喘的治疗

哮喘发作的预后与发作的严重程度密切相关。

1. 引起重症哮喘的原因

（1）某些吸入性抗原或刺激因子持续存在，使支气管一直处于高反应状态。

（2）呼吸道感染加重了气道阻塞及高反应性，大约 50% 的哮喘持续状态患者与感染有关。

（3）失水使痰液黏稠形成痰栓及肺不张，加重了大小气道阻塞。

（4）精神过度紧张、疲劳或用药不当如茶碱过量、不合理应用镇静剂、激素突然撤停等。

（5）当严重缺氧、二氧化碳潴留、血气分析呈现呼吸性酸中毒和（或）代谢性酸中毒时，支气管扩张剂不能充分发挥作用。

（6）并发自发性气胸、纵隔气肿。

哮喘患者最常见的死亡原因是患者或医护人员对气道阻塞的严重程度

估计不足,必须提高警觉。

2. 重症哮喘的判定

(1)意识或精神障碍,表示严重缺氧或伴有二氧化碳潴留、酸中毒及某些药物过量等。

(2)呼吸节律异常或频率加快,每分钟超过30次。

(3)心动过速,心律失常,低血压。

(4)明显脱水。

(5)因哮喘严重发作,患者呼吸肌疲劳,小气道广泛痉挛、狭窄及阻塞,使肺内气体流动减慢,胸廓活动减弱,肺部听诊呼吸音反而减低,哮鸣音消失,此所谓"寂静胸",常给人以病情改善的假象,实为病情危重征象甚至可能死亡。

(6)血气分析出现酸中毒,$pH<7.30$、$PaO_2<8.0$ kPa(60 mmHg)、$PaCO_2>6.7$ kPa(50 mmHg)。

(7)出现自发性气胸、纵隔气肿、肺部感染及肺不张等并发症。

3. 重症哮喘的治疗

(1)氧疗,尽快纠正低氧血症。

(2)维持水、电解质、酸碱平衡。因摄入不足、气道丢失水分较多,加上茶碱等药物的利尿作用,一般均有脱水,应充分补液,输液量每小时100~200 mL。

(3)激素应用为治疗重症哮喘必不可少的重要措施,应采用短程大剂量的原则,迅速静脉注射、静脉滴注,病情好转改为口服。

(4)拟肾上腺素能药物:对无高血压或心脏病的重症哮喘患者,可皮下注射肾上腺素0.3 mg,必要时20~30 min重复1次,总量不超过1.0 mg。β_2激动剂因气道严重阻塞不宜吸入,可先用舒喘灵静脉滴注。

(5)茶碱类药物具有强大的扩张支气管作用,应静脉注射负荷剂量后继而静脉滴注维持。

(6)重症哮喘多有呼吸道感染,应及时使用有效的抗生素。

(7)气管插管机械通气以防呼吸肌疲劳加剧,减少耗氧,清除气道分泌物,从而改善通气功能。机械通气的指征是:①心跳或呼吸骤停;②明显神志障碍;③突发性窒息性哮喘;④积极处理后仍呈严重呼吸性酸中毒,$pH<7.20\sim7.25$者。

第四节　慢性阻塞性肺疾病

慢性阻塞性肺疾病(chronic obstructive pulmonary disease,COPD)是一种具有气流受限特征的,可以预防和治疗的疾病,气流受限不完全可逆、呈进行性发展,与肺部对香烟烟雾等有害气体或有害颗粒的异常炎症反应有关。COPD主要累及肺脏,但也可引起全身(或称肺外)的不良效应。

COPD是呼吸系统疾病中的常见病和多发病,患病率和死亡率均高,已成为一个重要的公共卫生问题。COPD目前居全球死亡原因的第四位,且有逐年增加趋势。COPD造成巨大的社会和经济负担,世界银行/世界卫生组织(WHO)公布,至2020年COPD将位居世界疾病经济负担的第五位。在我国COPD同样是严重危害人民身体健康的重要慢性呼吸系统疾病。

一、临床表现

(一)症状

1. 慢性咳嗽

通常为首发症状。初起咳嗽呈间歇性,早晨较重,以后早、晚或整日均有咳嗽,但夜间咳嗽并不显著,少数患者虽有明显气流受限但无咳嗽症状。

2. 咳痰

咳嗽后通常咳少量黏液性痰,部分患者在清晨较多;合并感染时痰量增多,可有脓性痰。

3. 气短或呼吸困难

这是COPD的标志性症状,是使患者焦虑不安的主要原因,早期仅于劳力时出现,后逐渐加重,以致日常活动甚至休息时也感气短。

4. 喘息和胸闷

部分患者特别是重度患者或COPD急性加重时可出现喘息或胸闷。

5. 全身性症状

晚期患者可能会出现如体重下降、食欲减退、外周肌肉萎缩和功能障碍、精神抑郁和(或)焦虑等全身性症状。

(二)体征

COPD 早期体征可不明显。随疾病进展,常有以下体征。①视诊及触诊:胸廓前后径增大、剑突下胸骨下角增宽(桶状胸);呼吸变浅,频率增快,触觉语颤减弱,严重者可见缩唇呼吸、口唇及皮肤黏膜发绀等;伴右心衰者可见下肢水肿、肝大。②叩诊:肺部过清音,心浊音界缩小,肺肝界降低。③听诊:两肺呼吸音减低,呼气延长,部分患者可闻及干啰音和(或)湿啰音。

肺功能检查是判断气流受限的客观指标,亦是诊断 COPD 的金标准,对病情严重度评价、疾病进展、预后及治疗反应等均有重要意义。吸入支气管舒张剂后第一秒用力呼气容积(FEV_1)与用力肺活量(forced vital capatity, FVC)之比(FEV_1/FVC)<70%者,可确定为不完全可逆性气流受限。胸部 X 射线检查对确定肺部并发症及与其他疾病(如肺间质纤维化、肺结核等)鉴别有重要意义。血气分析常表现为轻、中度低氧血症,病情严重者可出现高碳酸血症及呼吸衰竭(即吸入室内空气时动脉血氧分压<60 mmHg 伴或不伴动脉血二氧化碳分压>50 mmHg)。

COPD 病程可分为急性加重期与稳定期。急性加重期是指在疾病过程中,患者短期内咳嗽、咳痰、气短和(或)喘息加重,痰量增多,呈脓性或黏脓性,可伴发热等炎症明显加重的表现。稳定期则指患者咳嗽、咳痰、气短等症状稳定或症状轻微。根据 FEV_1 占预计值百分比可将 COPD 病情严重程度分为 4 级。

二、治疗原则

1. 一般治疗原则

COPD 稳定期主要是教育与督促患者戒烟;避免或防止粉尘、烟雾及有害气体吸入;学会自我控制病情的技巧(如腹式呼吸及缩唇呼吸锻炼等);掌握一般和某些特殊的治疗方法,了解赴医院就诊的时机;根据疾病的严重程度制定长期治疗计划,并根据患者对治疗的反应及时调整治疗方案,预防急性加重。

COPD 急性加重期主要是确定 COPD 急性加重的原因,评估严重程度,采取积极有效的综合治疗措施,使病情尽快缓解。

2. 药物治疗原则

COPD 稳定期的药物治疗主要用于预防和控制症状，减少急性加重的频率和严重程度，提高运动耐力和生活质量。根据病情的严重程度，采取不同的治疗原则，并根据患者对治疗的反应及时调整治疗方案。轻度患者可按需使用短效支气管舒张剂，中度或以上患者需要规律应用一种或多种长效支气管舒张剂，重度伴反复急性加重患者，可吸入糖皮质激素治疗。对痰液黏稠或不易咳出者，可应用祛痰药（痰液溶解剂）。

COPD 急性加重期应在确定急性加重的原因和病情严重度的基础上，予以支气管舒张剂控制症状。如果患者的基础 FEV_1<50% 预计值，在支气管舒张剂治疗基础上，可口服或静脉应用糖皮质激素。COPD 急性加重由细菌感染引起或重症 COPD 急性加重患者，应选用敏感抗生素治疗。

三、药物治疗

（一）药物作用机制

β_2受体激动剂（如沙丁胺醇、沙美特罗、福莫特罗等）、抗胆碱药（如异丙托溴铵、噻托溴铵）及茶碱类等支气管舒张药物有松弛支气管平滑肌、扩张支气管、减轻或缓解气流受限作用。糖皮质激素具有抗炎和抗过敏作用，能抑制支气管收缩物质的合成和释放，抑制气道平滑肌的收缩反应，降低气道高反应性，减轻气道水肿和黏液的分泌。氨溴索、乙酰半胱氨酸等祛痰药（痰液溶解剂）能分解痰液的黏性成分，使痰液化，黏滞性降低而易于咳出。抗生素对控制 COPD 急性加重时的细菌感染起重要作用。

（二）治疗药物的选用

1. 支气管舒张剂

支气管舒张剂有 β_2受体激动剂、抗胆碱药及茶碱类，是控制 COPD 症状的主要治疗药物。短期按需应用可缓解症状，长期规则应用可预防和减轻症状，增加运动耐力。与口服药物相比，吸入剂不良反应小，因此多首选吸入治疗。支气管舒张剂应根据患者病情严重程度、药物的作用及患者的治疗反应选用。不同作用机制与作用时间的药物联合可增强支气管舒张作用、减少不良反应。

轻度稳定期患者可根据症状按需使用短效支气管扩张剂缓解症状，短效 β_2受体激动剂主要有沙丁胺醇和特布他林定量吸入剂，沙丁胺醇 100 ~ 200 μg，3 ~4 次/d，24 h 不超过 800 ~1 200 μg；特布他林 250 ~500 μg，3 ~4 次/d。短效抗胆碱药如异丙托溴铵 40 ~80 μg，3 ~4 次/d 吸入。短效 β_2受体激动剂与异丙托溴铵联合吸入剂(40 ~80 μg，3 ~4 次/d)比各自单用效果好。中度或以上稳定期患者应规律应用一种或多种长效支气管扩张剂，如长效 β_2受体激动剂沙美特罗(25 ~50 μg，2 次/d)或福莫特罗(4.5 ~9 μg，2 次/d)吸入，长效抗胆碱药噻托溴铵(18 μg，1 次/d)吸入。茶碱类药物因其治疗剂量与中毒剂量相近，临床应用受到一定限制。在无条件应用 β_2 受体激动剂和抗胆碱药物情况下，可选用缓释型或控释型茶碱(0.1 ~0.2 g，2 次/d)或多索茶碱(0.2 ~0.4 g，2 次/d)口服。

COPD 急性加重期应适当增加支气管舒张剂的剂量及频度，首选短效 β_2受体激动剂。若效果不显著，可加用抗胆碱药物(如异丙托溴胺，噻托溴胺)。对于较严重的急性加重患者，可给予数天较大剂量的雾化治疗，如沙丁胺醇 2 500 μg，异丙托溴铵 500 μg，或沙丁胺醇 1 000 μg 加异丙托溴铵 250 ~500 μg，每日 2 ~4 次雾化吸入。较严重的急性加重患者，也可考虑静脉滴注茶碱类药物，如多索茶碱 0.2 g，每 12 h 1 次静脉滴注或氨茶碱每日 6 ~8 mg/kg 静脉滴注，日用量一般不超过 1.0 g。由于茶碱类药物血清浓度个体差异较大，治疗窗较窄，有条件应监测茶碱血浓度。

2. 糖皮质激素

FEV_1<50% 预计值(Ⅲ级和Ⅳ级)，并且反复加重(如近 3 年加重≥3 次)的稳定期 COPD 患者，可长期规律吸入糖皮质激素治疗，能减少急性加重频率，改善生活质量。可用氟替卡松 250 ~500 μg，2 次/d 或布地奈德 200 ~400 μg，2 次/d 吸入，疗程应根据治疗反应决定。联合吸入糖皮质激素和 β_2受体激动剂，比各自单用效果好，如布的奈德/福莫特罗 200/4.5 ~400/4.5/μg，2 次/d 吸入或氟替卡松/沙美特 250/50 ~500/50 μg，2 次/d 吸入。COPD 急性加重患者应用糖皮质激素可促进病情缓解和肺功能的恢复，如果基础 FEV_1<50% 预计值，宜在应用支气管扩张剂基础上口服泼尼松 30 ~40 mg/d，连续 7 ~10 d。不能口服或病情较重者，也可静脉给予甲泼尼龙 40 ~80 mg/d。延长给药时间不能增加疗效，相反会使副作用增加。因此，对 COPD 患者，不推荐长期口服糖皮质激素治疗。

3. 抗生素

COPD 急性加重多由细菌感染诱发，故抗生素治疗在 COPD 加重期治疗中具有重要地位。当患者气短加重，咳嗽伴有痰量增多及脓性痰时，应根据 COPD 严重程度及相应的细菌分层情况，结合本地区常见致病菌类型及耐药流行趋势和药物敏感情况选择敏感抗生素治疗。通常轻度或中度 COPD 急性加重患者，感染的主要病原体多为肺炎链球菌、流感嗜血杆菌及卡他莫拉菌，少数为肺炎衣原体或肺炎支原体。抗生素可选用 β-内酰胺类/β-内酰胺酶抑制剂（如阿莫西林/克拉维酸）、大环内酯类（如阿奇霉素、克拉霉素、罗红霉素）、第二代或三代头孢菌系（如头孢克洛、头孢味、头孢地尼等）、氟喹诺酮类（如莫西沙星、加替沙星、氧氟沙星等）。重度及严重 COPD 急性加重患者，除上述常见细菌外，尚可由铜绿假单胞菌、肠杆菌科细菌及耐甲氧西林金黄色葡萄球菌（MRSA）引起。抗生素除可选用上述 β-内酰胺类/β-内酰胺酶抑制剂、第二代或三代头孢菌素、氟喹诺酮类外，针对铜绿假单胞菌可选用具有抗铜绿假单胞菌活性的 β-内酰胺类（如替卡西林、哌拉西林、头孢他啶、头孢吡肟、头孢哌酮等）或环丙沙星。针对 MRSA 可选用万古霉素、替考拉宁等。抗生素的用法根据病情而定，轻症患者可口服，重症患者应静脉给药，具体用量、用法视患者病情，按药物说明定。除非特殊情况，一般抗菌疗程为 5 ~ 10 d。

4. 祛痰药（痰液溶解剂）

痰液黏稠不易咳出者可给予盐酸氨溴索（30 ~ 60 mg，3 次/d）或乙酰半胱氨酸（0.1 ~ 0.2 g，3 次/d）口服。对不能口服的患者，可给予盐酸氨溴索雾化吸入（15 ~ 30 mg，3 次/d）或静脉注射（每次 15 ~ 30 mg，1 次/d）。

5. 流感疫苗

流感疫苗可减少 COPD 患者的严重程度和死亡，可每年给予 1 次（秋季）或 2 次（秋、冬季）注射。

（三）常见不良反应及处理

抗生素主要引起过敏，长期应用可引起菌群失调、二重感染等。祛痰药主要引起恶心、呕吐、消化不良等胃肠道症状。用药过程中如出现不良反应，应根据病情及不良反应程度，及时减量或停药，并积极给予对症处理。

（四）治疗药物的相互作用

β_2受体激动剂沙美特罗或福莫特罗与单胺氧化酶抑制剂合用时可增加心悸、激动或躁狂发生的危险性，应避免合用；西咪替丁、大环内酯类药物、氟喹诺酮类药物和口服避孕药等都可使茶碱血药浓度增加，茶碱与上述药物联合用药时应适当减量，有条件可监测茶碱的血药浓度，宜控制在 5 ~ 10 μg/mL；乙酰半胱氨酸能减弱青霉素、头孢菌素类药物的抗菌活性，不宜与这些药物合用，必要时可间隔 4 h 交替使用。

第六章

神经系统疾病药物治疗

第一节 癫痫

癫痫俗称羊角风，是一种突发性、短暂性大脑功能失调性疾病。发病率较高，可发生于任何年龄，青少年尤为多见。由于脑部兴奋性过高的神经元突然、过度的重复放电，导致脑功能突发性、暂时性紊乱，出现短暂的意识障碍（失神、昏迷）、运动障碍（痉挛和抽搐）、感觉障碍（麻木、疼痛）、自主神经障碍（面色苍白、潮红、心悸、胃肠蠕动增强、大小便失禁）、精神障碍（梦境、记忆模糊、醉态、兴奋、狂怒、幻觉、错觉）等神经功能异常现象，称为癫痫发作。

一、病因与发病机制

癫痫发作与大脑神经元异常放电有关，根据发生癫痫的原因可以分为原发性（功能性）癫痫和继发性（症状性）癫痫。

原发性癫痫又称真性或特发性或隐源性癫痫，原因不明。继发性癫痫又称症状性癫痫，常见病因包括：①先天性脑部疾病，如小头畸形、脑穿通畸形和结节性硬化等；②颅脑损伤，如产伤、高热惊厥后遗症及颅脑外伤等；③颅脑其他疾患，如颅内肿瘤、颅内感染、脑血管疾病、中毒等。

二、临床表现

根据症状表现可将癫痫分为单纯部分性发作、复杂部分性发作、失神性发作、肌阵挛性发作、大发作和癫痫持续状态等。

1. 单纯部分性发作

单纯部分性发作又称局限性发作，发作时不伴有意识障碍，常累及身体某一部位，相对局限或伴有不同程度的扩展。多数呈阵挛性发作，少数呈强直性发作。常见于一侧肢体远端，有时表现为说话中断。由于大脑皮质有器质性损害，发作时表现为一侧口角、手指或足趾的抽动或感觉异常。当发作累及身体两侧时，则可表现为大发作。

2. 复杂部分性发作

复杂部分性发作又称精神运动性发作，常以阵发性精神症状和意识障碍为突出表现。发作时突然神志模糊，或伴有无意识动作，即癫痫性自动症，表现为机械地重复动作，如咂嘴、咀嚼、舔唇、流涎、抚摸衣扣、游走、奔跑、爬高等。发作一般持续数分钟至半小时，然后逐渐清醒，对行为毫无记忆。

3. 失神性发作

失神性发作又称小发作或全身非惊厥性发作，多见于儿童和少年。为突然发生的短暂的意识丧失，持续数秒钟，很少超过 30 s，无先兆及先驱表现。发作时，正在进行的活动停止，语言中断，两眼茫然凝视，偶尔两眼上翻，没有肌肉抽搐，不跌倒。有时伴有头和(或)双上肢的轻微颤动。发作频率不等，每日数次或数十次。预后较好，对智力影响较小，有明显自愈倾向。

4. 肌阵挛性发作

发病年龄较早、大多于 4 岁以内，表现为某个肌肉或肌群的突然收缩，引起面、躯干或肢体突然快速的抽动。依年龄可分为婴儿、儿童和青春期肌阵挛。

5. 大发作

大发作(generalized tonic-clonicseizures，GTCS)又称全身强直阵挛性发作，以突然意识丧失，全身肌肉强直、阵挛性抽搐为临床特征，历时数分钟。阵挛期可见口吐白沫(如舌被咬破可出现血沫)。部分患者有大小便失禁、抽搐后全身松弛或昏睡，此后意识逐渐恢复。

6. 癫痫持续状态

癫痫持续状态(status epilepticus，SE)是指大发作持续状态，反复抽搐，持续昏迷，不及时解救可危及生命。

三、治疗原则

对于病因明确的癫痫，除有效控制发作外应积极治疗原发病。对于原发性癫痫及病因不明的继发性癫痫，临床药物治疗的目的是减少和抑制癫痫发作。一般需长期用药。用药的基本原则如下。

1. 早期用药

尽早用药可最大限度减少对脑组织的损伤。癫痫药物治疗的预后与用药时间的早晚有密切关系。

2. 根据癫痫的类型选择药物

对于单一类型的发作，要选择对该类型有效的药物，避免药物种类的增多带来的不良反应。若单一药物未能控制癫痫发作，可考虑联合用药。对复合性发作的患者，在开始治疗时就应采取联合用药。

3. 调整给药剂量及用药方法

由小剂量开始，通过调整剂量达到对发作的有效控制。要按治疗方案准时用药，保持稳定的血药浓度。必要时进行血药浓度监测。对于发作时间相对固定的患者，可在发作前适当增加剂量。

4. 坚持连续用药

用药不规则会影响疗效，甚至无法完全控制癫痫发作。故不可随意减量、漏服和停药。一般从最后一次发作后，连续3年无发作，且脑电图正常者才考虑逐渐减量至停药。

5. 交替过渡换药

治疗过程中不宜频繁更换药物，如药物已经达到有效治疗浓度而未能体现治疗效果，或出现严重不良反应时，应在继续使用原有药物的基础上使用新药，并需重叠一段时间，逐步减少原来的药物直至完全撤除。

6. 注意药物相互作用对疗效的影响

抗癫痫药物联合应用时，应避免使用毒副作用相似的药物。与治疗其他疾病的药物合用时，应注意其他药物对抗癫痫药物药动学过程的影响。

四、药物治疗

1. 作用机制

药物作用的基本机制是抑制神经元的异常放电和(或)阻止异常放电的扩散。

(1)增强 γ-氨基丁酸(γ-aminobutyric acid,GABA)介导的突触抑制作用:苯二氮䓬类(benzodiazepines,BDZs)和苯巴比妥类(phenobarbital)可激动 GABA 受体、促进 Cl^-通道开放;噻加宾(tiagabine)可抑制 GABA 的摄取,增加突触后膜的 GABA 浓度;氨己烯酸(vigabatrin)可抑制 GABA 转氨酶活性,减少 GABA 的降解。丙戊酸钠(sodiumvalproate)可抑制 GABA 转氨酶活性,减少 GABA 的降解;提高谷氨酸脱羧酶活性、增加 GABA 的合成,并能提高突触后膜对 GABA 的反应性。

(2)Na^+通道阻滞作用:苯妥英钠(sodiumphenytoin)、卡马西平(carbamazepine)、奥卡西平(oxcarbazepine)和拉莫三嗪(lamotrigine)阻滞细胞膜电压依赖性 Na^+通道;丙戊酸钠在增加 GABA 的合成和减少 GABA 降解的同时,也有抑制 Na^+通道的作用。

(3)Ca^{2+}通道阻滞作用:氟桂利嗪、苯妥英钠、苯巴比妥和乙琥胺可阻滞电压依赖性 Ca^{2+}通道;丙戊酸钠也能抑制 Ca^{2+}通道。

(4)促进 5-羟色胺(5-hydroxytry ptamine,5-HT)合成作用:抗痫灵(antiepilepsirine)可使纹状体和边缘脑区 5-HT 含量明显升高。

2. 治疗药物的选用

(1)大发作和部分性发作的治疗

1)卡马西平:对大发作、单纯部分性发作、复杂部分性发作疗效较好,目前为复杂部分性发作及多数大发作的首选药物。口服后 6～12 h 达最高血药浓度,$t_{1/2}$为 36 h,但儿童可为 5～27 h,用药后 2～3 d 达稳态血药浓度。有效和中毒血药浓度分别为 1.0～4.0 μg/mL 和 8.5～10.0 μg/mL。治疗剂量:第 1 周 5.0～7.5 mg/kg,然后逐渐增量,至 3～4 周时可加至 20 mg/kg。开始剂量在婴儿每日总量为 50～100 mg,幼儿 100～200 mg,学龄儿童 200～300 mg,青春期 300～400 mg,以后逐渐加量,最大剂量分别为每日 300 mg、400 mg、800 mg、1 000 mg,成人一般维持量每日 600～1 200 mg。主要不良反应为皮疹、倦怠、手指麻木、运动失调、意识模糊、眼球震颤、复视、胃肠道症状、黄疸、中毒性肝炎、白细胞减少、贫血及血小板减少、致畸等，剥脱性皮炎较少见，一旦发生需立即停药。

2）苯妥英钠：用于大发作、单纯部分性发作、复杂部分性发作和癫痫持续状态，对小发作无效。起效快、无镇静作用。口服1.5～12.0 h后可达最高血药浓度，$t_{1/2}$为24 h，用药4～7 d达稳态血药浓度。用量：儿童7～8 mg/kg（即每日200～400 mg，分次服用）；成人5 mg/kg（即每日300～400 mg，分次服用）。主要不良反应包括胃肠道症状、皮疹、齿龈增生、多毛、眼球震颤、共济失调、巨幼细胞贫血、叶酸缺乏、白细胞减少、淋巴结肿大、精神症状、致畸等。长期应用苯妥英钠对认知功能有影响。苯妥英钠为肝药酶诱导药，在与糖皮质激素、强心苷、口服避孕药、环孢素A、雌激素、左旋多巴、奎尼丁或三环抗抑郁症药合用时，可降低这些药物的效应。

3）丙戊酸钠：对大发作、小发作、肌阵挛性发作和局限性发作均有效。用于其他抗癫痫药无效的各型癫痫患者，尤以小发作为最佳。主要用于单纯或复杂失神发作、大发作的单药或合并用药治疗。口服后1.5～2.0 h达最高血药浓度，$t_{1/2}$为12 h，服后1～3 d达稳态血药浓度，有效和中毒血药浓度分别为50～100 μg/mL和100 μg/mL以上。成人常用量：每日按体重15 mg/kg或每日600～1 200 mg，分2～3次服。开始时按5～10 mg/kg，1周后递增，至能控制发作为止。当每日用量超过2 500 mg时应分次服用，以减少胃肠刺激。每日最大量为按体重不超过30 mg/kg，或每日1.8～2.4 g。小儿常用量：按体重计算与成人相同，也可每日20～30 mg/kg，分2～3次服用或每日15 mg/kg，按需每隔一周增加5～10 mg/kg，至有效或不能耐受为止。主要不良反应为胃肠道症状、无力、共济失调、震颤、出血倾向、倦怠、脱发、肝损害等。肝功能不全患者禁用；有血液病、肾功能损害及器质性脑病时慎用。

4）苯巴比妥：主要用于大发作、单纯部分性发作和复杂部分性发作，也可用于癫痫持续状态。在苯妥英钠、卡马西平、丙戊酸钠无效时也可选用。安全范围较大、起效快、毒性小，价廉。口服后12～18 h达最高血药浓度，$t_{1/2}$为4 d，用药10～21 d达稳态血药浓度。用量：儿童4 mg/（kg·d），成人2 mg/（kg·d）。有效和中毒血药浓度分别为10～30 μg/mL和40～70 μg/mL。主要不良反应为小儿兴奋、疲倦、嗜睡、胎儿畸形、新生儿凝血障碍等，偶见剥脱性皮炎、中毒性肝炎、黄疸和巨幼细胞贫血。久用可产生耐受性与依赖性，突然停药可引起戒断症状，应逐渐减量停药。与乙醇、全麻药、中枢性抑制药或单胺氧化酶抑制药等合用时，中枢抑制作用增强。与口服抗凝药、糖皮质激素、强心苷或三环类抗抑郁药、苯妥英钠、卡马西平、奎尼丁合用时，可使这些药物的消除 $t_{1/2}$ 缩短进而使血药浓度降低。

5）拉莫三嗪：对大发作、部分性发作、肌阵挛性发作和失神性小发作有效。单独或与其他抗癫痫药物合用治疗部分性发作和全身性强直痉挛性发作，效果与卡马西平、苯妥英钠相似。宜从小剂量开始，每日 50 mg，治疗 2 周后，增加剂量至 50～100 mg，2 次/d，维持治疗。2 周岁以上儿童，开始剂量为 2 mg/(kg·d)，维持量为 5～15 mg/(kg·d)，应尽量应用小剂量。常见不良发应有恶心、头痛、视物模糊、眩晕、共济失调等。偶见皮疹，反应不严重时可不必撤药。妊娠早期妇女不宜用，儿童不宜长期服用。

6）扑痫酮：用于大发作、单纯部分性发作和复杂部分性发作，对小发作无效。口服后 3 h 达最高血药浓度，$t_{1/2}$ 为 4～12 h，用药后 1～4 d 达到稳态血药浓度。有效和中毒血药浓度分别为 5～10 μg/mL 和 10 μg/mL 以上。治疗剂量为 10 mg/kg。2 岁以下儿童每次 25 mg，2 次/d；2～4 岁儿童每次 25 mg，3 次/d；4～6 岁儿童每次 125 mg，3 次/d；6 岁以上儿童每次 250 mg，3 次/d。主要不良反应有皮疹、嗜睡、恶心、呕吐、淋巴结肿大、白细胞减少、肾功能减退及巨幼细胞贫血等。

（2）失神性发作的治疗

1）乙琥胺：主要用于防治癫痫失神性小发作。口服后 1～4 h 达最高血药浓度，$t_{1/2}$ 为 55 h，小儿 $t_{1/2}$ 为 30 h，口服 5～6 d 后达稳态血药浓度。给药量为 20～40 mg/kg，3～6 岁儿童日用量 250 mg，6 岁以上及成人日用量 500 mg，以后酌情渐增剂量。每 4～7 d 增加 250 mg，直至控制症状满意而不良反应最小为止。如 6 岁以上儿童日剂量超过 750 mg 或成人日剂量达 2 000 mg 时，则需分次服药。主要不良反应包括镇静、嗜睡、皮疹、胃肠道症状、中性粒细胞减少等。部分学者认为乙琥胺可能诱发大发作。

2）丙戊酸钠：对失神性小发作疗效好，但婴儿和 3 岁以下的儿童服用丙戊酸钠应谨慎。

3）拉莫三嗪：对乙琥胺和丙戊酸钠不能耐受的儿童及青少年失神性发作患者可选用。

4)氨己烯酸:主要用于防治癫痫小发作,尤其适用于儿童点头状癫痫和肌阵挛性癫痫。成人及6周岁以上儿童,开始剂量500 mg/d,以后每4~7 d增加250 mg,直至达到最佳疗效。最高剂量15 g/d。3~6岁儿童开始剂量250 mg/d,以后每4~7 d增加250 mg,直至达到最佳疗效。偶见嗜睡、共济失调、头痛、头晕、情绪激动、记忆障碍及体重增加。

(3)肌阵挛性发作的治疗

1)丙戊酸钠:对大发作、部分性发作、失神小发作和肌阵挛性发作均有效。

2)拉莫三嗪:对大发作、部分性发作、失神小发作和肌阵挛性发作均有效。

(4)氯硝西泮:对小发作、婴儿肌阵挛性发作有效。对大发作和局限性发作无效。口服后1~2 h达最高血药浓度,$t_{1/2}$为23~24 h,有效血药浓度为25~30 μg/mL。开始剂量为每次0.5 mg,3次/d,每3 d增加0.5~4.0 mg,直到发作被控制或出现明显不良反应为止。成人最大量每日不要超过20 mg。10岁或体重30kg以下的儿童开始剂量按每日0.01~0.03 mg/kg,分2~3次服用,以后每3 d增加0.25~0.50 mg,至每日0.10~0.20 mg/kg或出现明显不良反应为止。疗程不应超过3~6个月。长期用药过程中突然停药可引起癫痫持续状态;与乙醇、全麻药、可乐定、镇痛药、吩噻嗪类、单胺氧化酶A抑制药和三环类抗抑郁症药合用时,可彼此增效,应调整用量;与抗高血压药和利尿药合用时,可使降压作用增强;与西咪替丁、普萘洛尔和异烟肼合用时,氯硝西泮清除速度减慢,血浆$t_{1/2}$延长;与利福平合用时,加快氯硝西泮的消除速度,使其血药浓度降低;与左旋多巴合用时,可降低后者的疗效;与地高辛合用,可增加地高辛血药浓度而致中毒。

(5)癫痫持续状态的治疗

1)地西泮:对癫痫持续状态有效(需静脉注射)。静脉注射给药后,当即达最高血药浓度,$t_{1/2}$为27~37 h,有效血药浓度为0.16~0.70 μg/mL。儿童剂量为2.5~5.0 mg,分3次用。成人10~30 mg,分3次用。主要不良反应为困倦、白细胞减少、黄疸等。

2)地西泮和苯妥英钠联合应用:首先用地西泮10~20 mg静脉注射取得疗效后,再用苯妥英钠0.3~0.6 g加入生理盐水500 mL中静脉滴注,速度不超过50 mg/min。用药过程中如出现血压降低或心律失常时需减缓静脉滴注速度或停药。

3)经上述处理,发作控制后,可考虑使用苯巴比妥0.1～0.2 g肌内注射,2次/d,巩固和维持疗效。

第二节 帕金森病

帕金森病(Parkinson's disease,PD),又名震颤麻痹,多在中年以后发病,是以静止性震颤、运动迟缓、肌张力增高和平衡功能障碍为临床特征的一组疾病症候群。

一、病因与发病机制

目前认为,黑质中的多巴胺能神经细胞发生病理性改变后,多巴胺的合成减少,乙酰胆碱的兴奋作用相对增强,两者失衡是病变的基础。

黑质中多巴胺能神经元发出上行纤维到达纹状体,其末梢与尾-壳核神经元形成突触,以多巴胺为递质,对脊髓前角运动神经元起抑制作用,同时纹状体中的胆碱能神经元释放乙酰胆碱对脊髓前角运动神经元起兴奋作用。帕金森病患者因黑质有病变,多巴胺合成减少,使纹状体内多巴胺含量降低,造成黑质-纹状体通路多巴胺能神经功能减弱,而胆碱能神经功能相对占优势,因而产生帕金森病的张力增高症状。另外,多种神经递质如去甲肾上腺素、5-羟色胺、P物质,γ-氨基丁酸等的变化与失调对本病的症状也有一定的影响。

黑质细胞发生变性坏死的原因迄今尚未明了,可能与遗传和环境因素有关。有学者认为蛋白质、水果、乳制品等摄入不足,嗜酒、外伤、过度劳累及某些精神因素等可能是致病的危险因素。

二、临床表现

1.静止性震颤

通常从一侧上肢远端开始,表现为手指搓丸样动作,频率4～6次/s,静止时出现,紧张时加重,睡眠中可完全消失。晚期可波及下颌、唇、舌和头部。

2. 肌肉僵直

肢体和躯体缺乏柔软性，变得僵硬。病变早期多自一侧肢体开始，有僵硬感，并逐渐加重。

3. 运动迟缓

早期上臂肌肉和手指肌肉强直，不能做精细动作；笔迹弯曲，越写越小；表情呆板；行走时起步困难、行走中身体前倾，步伐小而快，不能及时停步。

4. 特殊姿势

头前倾、躯干略屈、上臂内收、肘关节弯曲、腕略伸、指掌关节弯曲而指间关节伸直，拇指对掌。

5. 其他症状

可有自主神经功能紊乱现象，如唾液和皮脂腺分泌增多，少数患者可合并痴呆或抑郁等精神症状。

三、治疗原则

采取综合治疗，包括药物治疗、手术治疗、康复治疗、心理治疗等，其中药物治疗是首选且主要的治疗手段。

帕金森病的治疗应坚持“长期服药、联合用药”“对症用药、辩证加减”的用药原则；用药剂量应以“最小剂量达到满意效果”为原则，同时强调个体化用药。药物治疗的目标是延缓疾病进展、控制症状，并尽可能延长症状控制的年限，尽量减少药物的不良反应和并发症。

四、药物治疗

1. 作用机制

(1)左旋多巴：左旋多巴作为多巴胺合成前体可透过血脑屏障进入脑内，被多巴胺能神经元摄取后转变为多巴胺而发挥治疗作用。由于左旋多巴吸收后在外周被脱羧酶代谢成多巴胺，并产生不良反应，仅1%左右通过血脑屏障进入脑内，所以，临床多应用左旋多巴与多巴脱羧酶抑制药的复合制剂，如美多巴、心宁美等，抑制左旋多巴在外周的脱羧作用，以减少不良反应、增强疗效。

左旋多巴能改善帕金森病的肌肉僵直和运动障碍，但对静止性震颤效果不佳,且不能阻止疾病的进展。药物治疗 3~5 年后部分患者出现疗效减退,出现运动波动(motorfluctuation,又称症状波动)和异动症等并发症。因此,国内有专家结合临床实践提出了“细水长流、不求全效”的治疗原则,即尽可能给予最小药量,以获得最满意的疗效,主张从小剂量开始用药,逐渐增加到需要的药量。

(2)多巴胺代谢抑制药

1)儿茶酚-O-甲基转移酶抑制药(catechol-O-methyl transferase inhibitor,COMTI):主要有硝替卡朋、恩他卡朋和托卡朋等。硝替卡朋和恩他卡朋不能通过血脑屏障,仅在外周抑制 COMT 活性,阻止左旋多巴代谢而保持稳定的血浆浓度,进而增加左旋多巴进入脑内的量。托卡朋可在外周和中枢同时发挥作用,由于其可引起严重的肝损害,国外有地区已放弃临床使用。此类药物单独应用无效,与左旋多巴合用可增强其疗效,且可推迟多巴类药物产生剂末现象和开关现象出现的时间。

2)B 型单胺氧化酶抑制药(monoamine oxidase Binhibitor,MAO-BI):临床常用的代表药物是司来吉兰和雷沙吉兰。在适度药量范围内,MAO-BI 可选择性抑制脑内 B 型单胺氧化酶(MAO-B)活性、阻止多巴胺的降解、抑制突触前膜对多巴胺的摄取。单独应用司来吉林适合早期帕金森病,能延迟使用多巴类药物的使用时间。与多巴类药物合用可治疗各期帕金森病,减少多巴类药物的用量,改善多巴类药物引起的运动波动并发症。

该类药物还可以抑制脑内氧化应激反应过程,减少自由基的产生,具有保护神经元作用。临床观察表明,司来吉林可以改善阿尔茨海默病的记忆障碍,所以也适用于治疗合并记忆障碍的帕金森病患者。

(3)内源性多巴胺释放促进药:金刚烷胺可促进纹状体多巴胺能神经末梢释放多巴胺、拮抗 N-甲基-D-天门冬氨酸(NMDA)受体,从而纠正帕金森病的部分运动异常症状,如震颤、强直等。用药后见效快,但作用消失也快,增加用量并不能增加疗效。单独使用金刚烷胺适用于早期帕金森病患者,与左旋多巴联合应用可减少后者的用量。

(4)多巴胺受体激动药:可分为两类,即麦角类和非麦角类多巴胺受体激动药。麦角类多巴胺受体激动药有溴隐亭、非麦角类多巴胺受体激动药有泰舒达、吡贝地尔缓释片和普拉克索。其中,溴隐亭主要激动 D_2受体,泰舒达激动 D_2、D_3受体。多巴胺受体激动药胃肠道吸收好、$t_{1/2}$长,可通过血脑屏障,能选择性直接激动突触后多巴胺受体。

(5)抗胆碱药物:苯海索可降低中枢神经系统特别是纹状体区乙酰胆碱受体的兴奋作用,抑制突触间隙中多巴胺的摄取,从而实现病理状态下乙酰胆碱与多巴胺神经生物化学功能的相对平衡。苯海索对震颤的治疗效果较好,是左旋多巴类药物不可替代的,适用于帕金森病震颤明显的患者。由于抗胆碱作用可以导致记忆障碍,因此伴有记忆功能减退或70岁以上的老年患者不宜使用。临床上苯海索可单独应用,也可与其他抗帕金森病药物联合应用。

2. 治疗药物的选用

(1)早期帕金森病的治疗

1)左旋多巴:对轻、中度帕金森病效果较好,对重度帕金森病或老年患者效果较差,治疗肌强直和运动徐缓效果较好。开始剂量为125~250 mg,3次/d,每隔3~5日增加250 mg,通常剂量为3 g/d,一般不超过5 g,分4~6次于饭后服用,日用剂量大小以疗效较明显而不良反应较小为度。左旋多巴约有1%进入脑内转化成多巴胺,其余在脑外代谢脱羧成多巴胺,故起效缓慢。$t_{1/2}$为1~3 h,如用外周多巴脱羧酶抑制药,可减少左旋多巴的用量,使之进入脑内的量增多,并可减少外周多巴胺引起的不良反应。左旋多巴在用药后的前3~5年内疗效较满意,以后疗效逐渐降低,以致无效。左旋多巴的不良反应较多,包括食欲减退、恶心、呕吐、腹部不适、胀气、腹泻或便秘等;可使消化性溃疡恶化,引起出血。随着用药时间的延长,胃肠道不良反应发生率逐渐减轻。因在外周产生多巴胺,作用于β受体,因此可产生体位性低血压、心悸、心动过速及高血压等不良反应。长期用药可产生不自主动作、运动徐缓、共济失调、激动、焦虑、失眠等中枢神经系统症状。可引起溶血性贫血、粒细胞增多、白细胞减少等血液系统反应。苯二氮䓬类药物和苯妥英钠可拮抗左旋多巴的抗帕金森病作用;甲基多巴和可乐宁除拮抗左旋多巴的抗帕金森病作用外,还会加重其体位性低血压的副作用。

2)复方左旋多巴:心宁美为左旋多巴与卡比多巴组成的复方制剂,卡比多巴为外周多巴脱羧酶抑制药,每片(110 mg)含左旋多巴100 mg、卡比多巴10 mg。起始剂量为1片/次,2~3次/d,以后根据疗效逐渐增加剂量至疗效满意及不出现不良反应。

美多巴(madopar,又称苄丝肼多巴)为苄丝肼与左旋多巴组成的复方制剂，苄丝肼为外周多巴脱羧酶抑制药，每片(125 mg)含左旋多巴 100 mg 和苄丝肼 25 mg。治疗开始时每次 1 片，3 次/d。根据患者的耐受情况，每隔 4 ~ 7 d 逐步增加剂量，直至产生最大的效果。多数患者需要每日左旋多巴总量约 400 ~ 1 000 mg，每 2 ~ 5 h1 次，分次服药。

应用左旋多巴或复方左旋多巴期间不宜与维生素 B_6、A 型单胺氧化酶抑制药如吩噻嗪类、萝芙木类及氯氮平、地西泮等药合用。严重肝、肾、心功能障碍、精神疾患、青光眼及溃疡病患者忌用。

3)COMTI：托卡朋的开始药量为 100 mg，3 次/d，逐渐增加到 200 mg，3 次/d，儿童不宜使用。

恩他卡朋适用于治疗伴随有疗效减退(wearing-off)或出现开-关(on-off)现象的帕金森病患者。每日药量范围为400 ~ 2 000 mg，与复方左旋多巴合用时通常须调整左旋多巴剂量，尤其当左旋多巴药量≥800 mg 或患者有中度至重度运动障碍症状出现时，左旋多巴每日用量可下调 25%。大幅减少恩他卡朋剂量时会出现高热等类似神经阻滞药恶性综合征(neuroleptic malignant syndrome)的症状，因此须逐渐停药。

4)MAO-BI：司来吉兰单独服用适用于治疗早期帕金森病，或与左旋多巴/外周多巴脱羧酶抑制药合用。开始剂量为 2.5 ~ 5.0 mg，2 次/d，于早晨和中午服用，以后逐渐增加剂量至每日 10 mg。若在合用左旋多巴制剂时出现类似左旋多巴的不良反应，应降低左旋多巴的剂量。不良反应包括口干、短暂血清转氨酶升高及失眠等。司来吉林可增加哌替啶和其他阿片类药物的毒性；与氟西汀合用时可产生共济失调、震颤、高热、高血压或低血压、惊厥、心悸、眩晕及精神错乱；与非选择性单胺氧化酶抑制药合用时可引起严重的低血压；与三环类抗抑郁症药合用时偶见中枢神经症状、高热及震颤；用药期间食用含酪胺类物质(香肠、腌肉类、动物肝脏、肉汤、咸鱼、豌豆及酵母制品)会产生高血压反应。慎用于胃及十二指肠溃疡、高血压、心律失常及严重心绞痛患者。

雷沙吉兰的用量为 1 mg，1 次/d，早晨服用，胃溃疡者慎用。

5)内源性多巴胺释放促进药：常用金刚烷胺，用量为 50 ~ 100 mg，2 ~ 3 次/d，末次应在下午 4 时前使用，以避免引起失眠。服药后 1 ~ 10 日即可见效，几个月后 70% ~ 80% 患者疗效减退。不良反应有恶心、失眠、头痛、精神错乱等，癫痫患者忌用。

6）多巴胺受体激动药：溴隐亭，从口服1.25 mg，2次/d开始，3～7 d后改为2.50 mg，2次/d。溴隐亭口服5～60 mg/d在疾病后期阶段、左旋多巴疗效减弱或开-关现象明显时仍可体现治疗作用。主要不良反应有恶心、呕吐、厌食、便秘、失眠、精神错乱、谵妄、体位性低血压等。

泰舒达：每日150～250 mg，分3～5次服用。如与左旋多巴合用，每日50～150 mg，分1～3次服用。主要不良反应包括轻微胃肠道反应，于两餐之间服药、调整剂量或加用外周多巴胺受体拮抗药（如多潘立酮）可减轻该不良反应。偶见体位性低血压。心肌梗死或其他严重心血管疾病患者禁用。

普拉克索：初始治疗，起始剂量为0.375 mg/d，然后每5～7 d增加一次剂量。每次日剂量增加0.750 mg，最大剂量为4.500 mg/d。维持治疗：个体剂量0.375～4.500 mg/d。如中止治疗时，应每日减少0.750 mg，直至日剂量降至0.750 mg后，每日减少0.375 mg。主要不良反应是随剂量增加出现的嗜睡；与左旋多巴合用时可能出现运动障碍，往往随治疗进行逐渐消失；治疗初期可能发生低血压；其他不良反应包括精神障碍、失眠、幻觉、眩晕等。

7）抗胆碱药物：苯海索，治疗开始时每日1～2 mg，逐日递增至每日5～10 mg，分次服用，极量20 mg/d。主要不良反应包括老年人记忆功能减退、口干、便秘、尿潴留、视力模糊等。青光眼患者禁用。

（2）中晚期帕金森病的治疗：中晚期患者的治疗，一方面继续力求改善运动症状，另一方面须处理一些伴发的运动并发症和非运动症状。

1）症状波动的治疗：针对药物疗效减退现象，处理方法如下。①不增加复方左旋多巴每日服用总剂量，而适当增加每日服药次数，减少每次服药剂量，或适当增加每日总剂量（原有剂量不大的情况下），每次服药剂量不变，而增加服药次数；②改用缓释剂以延长左旋多巴的作用时间；③加用其他辅助药物，如添加多巴胺受体激动剂、雷沙吉兰、金刚烷胺或COMT抑制剂。针对开-关现象，可试用多巴胺受体激动剂。

2）异动症的治疗：剂峰异动症常出现在血药浓度高峰期（用约1～2 h）。与用药过量或多巴胺受体超敏有关，处理方法为：①减少复方左旋多巴单次剂量；②若患者是单用复方左旋多巴，可适当减少剂量，同时加用多巴胺受体激动剂，或加用COMT抑制剂。

双相异动症在剂初和剂末均可出现，处理方法为：①若在使用复方左旋多巴控释剂应换用常释剂，增加每次用药剂置及服药次数；②加用长半衰期的多巴胺受体激动剂或延长左旋多巴血浆清除半衰期的 COMT 抑制剂。肌张力障碍表现为足或小腿痛性肌痉挛，多发生于清晨服药之前，可在睡前服用复方左旋多巴控释剂或长效多巴胺受体激动剂，或在起床前服用复方左旋多巴常释剂或水溶剂。

3）精神障碍的治疗：首先考虑依次逐渐减少或停用如下抗帕金森病药物——抗用碱能药、金刚烷胺、可来古、多巴胺受体激动剂。若采取以上措施患者症状仍存在，则将复方左旋多巴逐渐减量。对经药物调整无效的严重幻觉、精神错乱、意识模糊可加用抗精神病药如氯氮平或奥氮平等。对于认知障碍和痴呆，可应用胆碱酯酶抑制剂如石衫碱甲、多奈哌齐、利斯的明，但是临床应注意其不良反应，并合理使用。

4）自主神经功能障碍的治疗：对于便秘，停用抗胆碱能药，必要时应用助便药。有排尿功能障碍的患者试用奥昔布宁、莨菪碱等外周抗胆碱能药。

5）睡肌觉保的治疗：失眠若与夜间的帕金森病运动症状相关，睡前加用复方左旋多巴控释片。若伴有不安腿综合征者，睡前加用多巴胺受体激动剂，或复方左旋多巴控释片。

第三节 阿尔茨海默病

阿尔茨海默病（Alzheimer’s disease，AD），即老年性痴呆，临床表现为进行性记忆力减退、分析判断能力下降、性格改变、行为失常、甚至意识模糊。AD 占老年期痴呆患者总数的 70%，65 岁以上人群的发病率为 5%，至 80 岁时，发病率高达 15% ~20% 以上。

一、病因与发病机制

病因不明，在 65 岁以前起病的类型常有痴呆家族史，病情进展较快，有明显颞叶和顶叶损害的特征。65 岁以后起病者病情进展较慢，神经元数量显著减少，以广泛高级皮质功能障碍（即记忆障碍）为主要特征。

1. 遗传因素

AD 具有家庭聚集性，40% 的患者有阳性家族史，具有常染色体显性遗传及多基因遗传特征。

2. 环境因素

(1)铝的蓄积:AD 患者某些脑区的铝浓度可达正常脑的 10～30 倍,老年斑(senileplaques,SP)核心中有铝沉积。

(2)病毒感染:发现许多病毒感染性疾病可发生形态学上类似于 AD 的神经纤维缠结和老年斑的结构变化,如羊瘙痒病、库鲁病(Kuru disease)、克-雅病等。这些疾病的临床表现中都有痴呆症状。

(3)免疫系统功能障碍:AD 患病率随增龄明显增高,而增龄与免疫系统衰退、自身免疫病增加有关。

(4)神经递质学说:AD 患者大脑皮质和海马部位乙酰胆碱转移酶活性降低,直接影响了乙酰胆碱(acetylcholine, ACh)的合成和胆碱能系统的功能。

(5)正常衰老:神经纤维缠结和老年斑也可见于正常老年人脑组织,但数量较少,AD 时这些损害明显超过非 AD 老年人水平。

二、临床表现

AD 常缓慢起病,难以确定病期,待痴呆症状明显而就诊时,常已在发病后 1～2 年以上。

1. 智力衰退

短期内出现思维迟缓与僵化,情绪不易控制,注意力不集中。此后便出现恶性型遗忘。在记忆缺损的同时,可出现定向障碍及联想困难、理解力减退和判断力下降。

2. 行为改变

行为表现幼稚笨拙,常进行无效劳动或无目的劳动,不注意卫生习惯。晚期行动不能,卧床不起,丧失生活自理能力。

3. 情感障碍

初期表现为情感幼稚,或呈童样欣快,易激惹,继而表情呆板,情感迟钝。

4. 局灶症状

根据损害部位不同,出现失语、失用、失认、失算症,最终认识能力可全部丧失。

5. 外貌改变

AD 患者常显得老态龙钟，肌肉失用性萎缩，手指震颤及书写困难等。

三、治疗原则

对于 AD 至今未能找到有效的治疗方法，治疗的目标是控制症状，保证患者的生活质量。治疗原则有以下 4 个：①早期发现，早期治疗；②治疗精神行为失常的症状，如躁动、攻击、抑郁、焦虑、冷漠、睡眠障碍等症状，改善患者的生活质量；③应用增加脑内 ACh 合成的药物，改善患者的记忆力减退症状；④改善脑循环药物，提高神经系统功能。

四、药物治疗

1. 治疗机制

(1)神经递质相关药物

1)胆碱药物：现代研究认为中枢胆碱能系统与学习记忆关系密切，ACh 为促进学习记忆的神经递质，胆碱能神经元的退化被认为是造成痴呆的重要病理因素。胆碱酯度抑制药的疗效依赖于胆碱能神经元的完整程度。随着病情的发展，能释放 ACh 的神经元越来越少，而在整个病程中突触后膜 M 受体的数量变化不大。M 受体激动药可通过调节正常淀粉样前体蛋白的形成过程，减缓 AD 患者大脑神经元的变性过程。烟碱样乙酰胆碱受体(nicotinicacetylcholinereceptor，nAChR)激动药能促进短时记忆中刺激信息的处理过程，降低记忆损害，而且还能促进记忆维持。研究发现 AD 脑皮质 nAChR 明显减少。nAChR 主要位于 M 胆碱受体的突触前结构上，可促使胆碱能末梢释放 ACh，对维持胆碱能神经元功能具有重要作用。药物可以通过结合在 nAChR 的变构活性位点上，加大 ACh 信号的传递，改善 AD 的认知功能。

2)非胆碱药物：脑功能衰退还与其他神经递质如去甲肾上腺素、多巴胺、5-HT、γ-氨基丁酸神经肽等的失衡有关。通过调节相关神经递质和受体的数量与状态，可产生改善和延缓 AD 症状的作用。

(2)脑血液循环促进药：脑组织对氧及能量的需求量很大，且无储备功能。麦角碱类制剂直接作用于 DA 和 5-HT 受体，降低脑血管阻力，增强脑细胞的能量代谢，增加氧和葡萄糖的利用，进而改善学习和记忆能力。

(3)脑代谢改善和神经营养药:老年性痴呆患者存在糖、蛋白、核酸、脂质等代谢障碍,脑代谢激活剂可调节和改善神经元的代谢,促进突触的形成,诱导神经元的分化,并进一步保护神经细胞免受各种缺血和神经毒素的损害。神经营养因子具有促进和维持神经细胞生长、分化和执行功能的作用,但不刺激细胞分裂,目前研究比较深入的有神经生长因子(nerve growth factor,NGF)、脑源性神经营养因子等。

(4)钙通道阻滞药:在含有神经元纤维缠结的脑细胞和来源于 AD 患者的成纤维细胞,均可见到钙堆积。钙通道阻滞药能选择性地扩张脑血管,增加脑血流量;通过减少神经元中钙的含量,可促进受损神经元的再生,改善学习和记忆能力。

(5)抗氧化药:衰老过程中,脑组织物质和能量代谢异常导致大量自由基产生。AD 患者脑组织中自由基生成增加,脂质严重过氧化,线粒体的 DNA 明显受损。另外,沉积在 AD 患者脑中的 β-淀粉样蛋白(amyloid β-protein,AβP)通过对血管的氧化性损伤可导致神经变性作用。常用的抗氧化药有维生素 E、司来吉兰等,长期服用能延缓 AD 的发展过程。

2. 治疗药物的选用

(1)认知障碍的治疗

1)胆碱酯酶抑制药:为治疗轻、中度 AD 的一线药物。

他克林(tacrine):起始剂量为 40 mg/d,逐渐增量至 160 mg/d。因药物有明显肝毒性,需定期检查肝功能。其他不良反应包括恶心、呕吐、腹泻和腹痛等胆碱样作用。

多奈哌齐(donepezil):初始用量为每次 5 mg,1 次/d,睡前服用,初始剂量维持 1 个月以上才可根据治疗效果增加剂量至 10 mg/次,1 次/d。停止治疗后,多奈哌齐的疗效逐渐减退,中止治疗无反跳现象。对于肾功能不全及中度肝功能不全者,多奈哌齐的消除不受影响。常见不良反应包括食欲减退、恶心、呕吐、腹泻、肌肉痉挛、乏力、失眠及倦怠,症状通常轻微且短暂,不必调整剂量,连续服药症状可缓解。较少见的不良反应包括头痛、头晕、幺觉、易激惹、攻击行为、视力减退、乏力、肌肉痉挛、嗜睡、尿频、关节痛、胸痛、心动过缓或房室传导阻滞等。

利斯的明(rivastigmine):推荐初始剂量为每次 1.5 mg,2 次/d,每 2 周增加 1.5 mg,服用至少 2 周以后对此剂量耐受良好,可将剂量增至 3.0 mg,

2次/d;当患者继续服用至少2周以后对此剂量耐受良好,可逐渐增加剂量至4.5 mg,以至6.0 mg,2次/d。如治疗中出现不良反应(如恶心、呕吐、腹痛或食欲减退等)或体重下降,应将每日剂量减至患者能够耐受的剂量为止。维持量:1.5～6.0 mg,2次/d。肾、肝功能减退患者不必调整剂量;病窦综合征或伴严重心律失常患者应慎用;可引起胃酸分泌增加,慎用于溃疡病患者。

加兰他敏(galantamine):每日口服30～60 mg,分3～4次服用,8～10周为1个疗程。主要不良反应为胆碱酯酶抑制引起的恶心、呕吐、腹泻、食欲减退等。加兰他敏具有nAChR的变构调节作用,因此能放大乙酰胆碱的效应。

石杉碱甲(huperzineA,哈伯因):每次口服0.10～0.20 mg,2次/d,每日最多不得超过0.45 mg。不良反应主要表现在剂量过大时引起的头晕、恶心、胃肠道不适、乏力等,一般可自行消失。反应明显时减量或停药后可缓解。癫痫、肾功能不全、机械性肠梗阻、心绞痛等患者禁用;心动过缓、支气管哮喘者慎用。

应用胆碱酯酶抑制药时,可产生心动过缓,患"病窦综合征"或其他心脏传导疾病者慎用;麻醉时可增强去极化型肌松药(depolarizing muscle relaxant)的肌肉松弛作用;有可能加重或诱发锥体外系症状;偶有昏厥和癫痫的发生;可增加患溃疡病的危险性,尤其有溃疡病史或合用非甾体抗炎药的患者应监测相关临床症状;有哮喘史或阻塞性肺疾病史的患者应慎用。

2)兴奋性氨基酸受体拮抗药:美金刚为电压依赖性非竞争性N-甲基-D-天冬氨酸NMDA受体拮抗药,口服吸收完全,3～8 h内达到C_{max}。对中度及严重AD有一定疗效。常见不良反应包括腹泻、失眠、头晕、头痛及幻觉。与胆碱酯酶抑制药合用时可提高后者的治疗效果。

3)脑代谢改善和神经保护药物:雌激素,可改善大脑血流量、增加糖的运输和代谢、促进受损神经元的修复。在接受他克林治疗的患者中,合用雌激素对改善病情有一定效果。但也有应用雌激素可增加女性患AD危险的报道。

吡拉西坦:本品为复方制剂,主要成分为吡拉西坦、脑蛋白水解物、谷氨酸、硫酸软骨素、维生素B_1、维生素B_2、维生素B_6、维生素E。口服,成人每次0.8～1.6 g,3次/d。

司来吉兰:口服5 mg,1次/d,可逐渐增加至5 mg,2次/d。

(2)精神行为异常症状的处理

1)抗精神病药:小剂量应用非典型抗精神病药,症状控制后尽早减量或停用。

2)抗抑郁药:选择性5-羟色胺再摄取抑制剂能补充AD病理所致的5-羟色胺降低,改善抑郁相关的神经精神症状,而传统的非三环类抗抑郁药有抗胆碱能不良反应,应避免使用。

3)苯二氮䓬类药物:用于焦虑或激惹较突出的AD患者,应避免长期使用。

第七章

泌尿系统疾病药物治疗

第一节 尿路感染

尿路感染是指病原体在尿路中生长繁殖，并侵犯泌尿道黏膜或组织而引起的炎症，是细菌感染中最常见的一种感染。尿路感染分为上尿路感染和下尿路感染，上尿路感染指的是肾盂肾炎，下尿路感染包括尿道炎和膀胱炎。肾盂肾炎又分为急性肾盂肾炎和慢性肾盂肾炎，好发于女性。

一、肾盂肾炎

肾盂肾炎是指肾盂的炎症，大都由细菌感染引起，一般伴下尿路炎症，临床上不易严格区分。根据临床病程及症状，肾盂肾炎可分为急性及慢性两期，慢性肾盂肾炎是导致慢性肾功能不全的重要原因。

（一）临床表现

1. 急性肾盂肾炎

本病可发生于各种年龄，但以育龄妇女最多见，起病急骤，主要有下列症状。

（1）一般症状：高热、寒战，体温多在 38～39 ℃，也可高达 40 ℃。热型不一，一般呈弛张型，也可呈间歇或稽留型。伴头痛、全身酸痛，热退时可出大汗等。

（2）泌尿系症状：患者有腰痛，多为钝痛或酸痛，程度不一，少数有腹部绞痛，沿输尿管向膀胱方向放射，体检时在上输尿管点（腹直肌外缘与脐平线交叉点)或肋腰点(腰大肌外缘与第十二助交叉点)有压痛。肾区叩痛阳性。患者常有尿频、尿急、尿痛等膀胱刺激症状,在上行性感染时,可先于全身症状出现。儿童患者的泌尿系统症状常不明显,起病时除高热等全身症状外,常有惊厥、抽搐发作。

(3)胃肠道症状:可有食欲减退、恶心、呕吐,个别患者可有中上腹或全腹疼痛。

2. 慢性肾盂肾炎

(1)症状较急性期轻,有时可表现为无症状性细菌尿。半数以上患者有急性肾盂肾炎既往史,其后有乏力、低热、厌食及腰酸、腰痛等症状,并有尿频、尿急、尿痛等下尿路刺激症状。急性发作表现也时有出现。以往将病程超过6个月或1年者称为慢性肾盂肾炎。

(2)晚期可出现肾小球功能损害,氮质血症直至尿毒症。肾性高血压很多由慢性肾盂肾炎引起,一般认为与患者高肾素血症及一些缩血管多肽的释放和血管硬化、狭窄等病变有关。少数患者切除一侧病肾后,高血压得以改善。

(3)近年来提出肾盂肾盏有瘢痕形成,静脉肾盂造影见到肾盂肾盏变形、积水、肾外形不光滑,或一肾大小不等才称慢性肾盂肾炎。可有肾小管功能损害,如浓缩功能减退,低渗、低比重尿,夜尿增多及肾小管性酸中毒等。

(二)诊断要点

1. 病史

急性肾盂肾炎病史可作为诊断的参考,但不能作为依据。因多数非梗阻性慢性肾盂肾炎患者,既往可无泌尿系统感染病史,也无其他肾病史。常隐匿起病,氮质血症症状多为患者首发症状,诊断时应予注意。

2. 临床表现

常伴有乏力、食欲减退、腰酸、腰痛,可有低热或无发热。晚期可因肾功能损害而出现头晕、头痛、恶心、呕吐等尿毒症症状。亦可出现多尿、夜尿增多、低钾血症、低钠血症或慢性肾小管性酸中毒。部分患者病情隐匿或不典型,应注意。

3. 辅助检查

(1)尿常规:尿蛋白一般为微量或少量。若尿蛋白>3 g/d,则提示非本病的可能。尿沉渣可有少量红细胞及白细胞。若发现白细胞管型则有助于诊断,但非本病所特有。

(2)尿培养:阴性尿细菌培养患者中约有20%可找到原浆型菌株,此系致病菌在抗菌药物、抗体等作用下,为了适应不良的环境而求得生存的一种变异能力,胞膜虽破裂,但原浆质仍在,一旦环境有利即可重新繁殖。膀胱灭菌后尿培养及尿液抗体包裹细菌检查阳性时,有助本病诊断,据此可与膀胱炎相鉴别。

(3)肾功能检查:通常有肾小管功能减退(尿浓缩功能减退、酚红排泄率降低等),可有尿钠、尿钾排出增多,代谢性酸中毒;尿少时血钾可增高。晚期出现肾小球功能障碍、血尿素氮及肌酐增高,并导致尿毒症。

(4)X射线造影:可见肾盂肾盏变形,肾影不规则甚至缩小。

(三)治疗方法

1. 一般治疗

目的在于缓解症状,防止复发,减少肾实质的损害。应鼓励患者多饮水,勤排尿,以降低髓质渗透压,提高机体吞噬细胞功能,冲洗掉膀胱内的细菌。

2. 抗感染治疗

(1)急性肾盂肾炎:因引起尿路感染的主要细菌是G^-菌,其中以大肠埃希菌为主。初发的急性肾盂肾炎可选用复方磺胺甲噁唑(SMZ-TMP)2片,2次/d;或吡哌酸0.5 g,3~4次/d;诺氟沙星0.2 g,3次/d,疗程7~14 d。感染严重、有败血症者宜静脉给药。根据尿培养结果选用敏感药物,如头孢哌酮、阿米卡星对葡萄球菌、肺炎克雷伯菌、变形杆菌、铜绿假单胞菌、大肠埃希菌的敏感率均在90%以上。前者1~2 g,每8~12 h 1次,后者0.4 g,每8~12 h 1次。氟喹诺酮类药物对变形杆菌、枸橼酸杆菌及肺炎克雷伯菌敏感率在80%以上。哌拉西林、氨苄西林、呋喃妥因对D群肠球菌100%敏感。用法:前二者1~2 g,每6 h 1次;后者0.1 g,3次/d。真菌感染用酮康唑0.2 g,3次/d;或氟康唑50 mg,2次/d。

(2)慢性肾盂肾炎:急性发作者按急性肾盂肾炎治疗,反复发作者应通过尿细菌培养并确定菌型，明确此次是复发或重新感染。

（四）预防

（1）肾盂肾炎患者要增强体质，提高机体的防御能力。

（2）消除各种诱发因素如糖尿病、肾结石及尿路梗阻等。

（3）积极寻找并去除炎性病灶，如男性的前列腺炎，女性的尿道旁腺炎、阴道炎及宫颈炎。减少不必要的导尿及泌尿道器械操作，如必需保留导尿应预防性应用抗菌药物。

（4）妊娠期及月经期更应注意外阴清洁。更年期服用尼尔雌醇，以增强局部抵抗力。

二、尿道炎

尿道炎指尿道黏膜的炎症，是一种常见病，多见于女性。临床上分为急性和慢性、非特异性尿道炎和淋菌性尿道炎，后两种临床表现相似，必须根据病史和细菌学检查加以鉴别。多为致病菌逆行侵入尿道引起。

（一）临床表现

1. 尿路刺激征

尿路刺激征即尿频、尿急、尿痛、排尿不适等症状。这些症状，不同的患者表现为轻重程度不一。急性期炎症患者往往有明显的尿路刺激征，但在老年人、儿童及慢性尿路感染者，则通常尿路刺激症状较轻，如轻度的尿频、尿急、排尿不适等。转为慢性时表现为尿道刺痛和排尿不适，尿道分泌物减少，呈稀薄浆液状。急性发作时耻骨上区和会阴部有钝痛，可见尿道口发红，有分泌物。

2. 全身中毒症状

全身中毒症状如发热、寒战、头痛等，主要见于上尿路感染患者，特别是急性尿路感染及伴有尿路梗阻的患者尤为多见。

（二）诊断要点

（1）尿道刺激症状。

（2）尿道口红肿，有脓性分泌物，沿尿道可有压痛。

（3）尿中有多量红细胞、白细胞，尿三杯试验第一杯尿明显异常。

(4)血常规检查可能有白细胞升高。

(三)治疗方法

1. 应用抗生素

目前常用3 d疗法,可用甲氧苄啶(Trimethoprim,TMP)0.1 g,2次/d,或复方磺胺甲噁唑(每片含SMZ 0.4 g、TMP 0.08 g)2片,2次/d,或氧氟沙星0.2 g,2次/d。待症状完全消失、尿液检查正常、细菌培养阴性后应持续7~10 d方可停药。

2. 辅助治疗

急性期应多饮水,以增加尿量,对尿道有冲洗作用。有尿频、尿急及尿痛时,可服用解痉药物,并去除引起尿道炎的各种诱因。性传播疾病所致的尿道炎,应与配偶同时治疗,否则难以治愈。

3. 局部治疗

适用于慢性尿道炎,急性期禁忌。①尿道扩张术:有引流及按摩作用,并可预防炎症性尿道狭窄。②尿道内灌注药物:在尿道扩张后,可低压向尿道内灌注5%~10%弱蛋白银5~10 mL,有收敛及减轻炎症的功效。③内镜电灼术:适用于尿道内有溃疡、肉芽组织时。

(四)预防

(1)养成洗手习惯,特别是饭前与便后。

(2)经常清洗外阴和肛门,清洗时要讲究顺序,先洗外阴再洗肛门。

(3)尽量多饮水。

(4)讲究个人卫生。

(5)选择棉质内裤,避免穿紧身裤及紧身内裤,减低细菌生长的机会。

(6)避免使用可引起尿路感染的器械和插管。

三、膀胱炎

膀胱炎是一种常见的尿路感染性疾病,约占尿路感染总数的50%~70%。因细菌感染而引起,其致病菌多数为大肠埃希菌。通常多发生于女性,因为女性的尿道比男性的尿道短,又接近肛门,大肠埃希菌易侵入。膀胱炎最典型的症状是尿频、尿急、尿痛,甚至有急迫性尿失禁,可以有血尿和脓尿。

（一）临床表现

1. 急性膀胱炎

急性膀胱炎发病急骤，常在过于劳累、受凉、长时间憋尿、性生活后发病，病程一般持续1～2周自行消退或治疗后消退。其特点是发病急、炎症反应重、病变部位浅。常见的症状有尿频、尿急、尿痛、脓尿和终末血尿，甚至全程肉眼血尿。严重者膀胱由于炎症刺激发生痉挛使膀胱不能置存尿液，频频排尿无法计数，出现类似尿失禁的现象。因急性炎症病变部位浅，膀胱黏膜吸收能力很弱，尿频使脓尿得以及时排出，所以单纯急性膀胱炎全身症状轻微，多不发热。

2. 慢性膀胱炎

慢性膀胱炎症状与急性膀胱炎相似，但程度较轻，其特点是发病慢、炎症反应轻、病变部位深。

（二）诊断要点

1. 急性膀胱炎的诊断

除根据病史及体征外，需做中段尿液检查。尿液中有脓细胞和红细胞。为及时治疗，可先将尿涂片行革兰氏染色检查，初步明确细菌的性质，同时行细菌培养、菌落计数和抗生素增感试验，为以后治疗提供更准确的依据。血液中白细胞升高。在急性膀胱炎时，忌行膀胱镜检查。

2. 慢性膀胱炎的诊断

需详细进行全面的泌尿生殖系统检查，以明确有无慢性肾脏感染，男性患者需排除包皮炎、前列腺精囊炎；女性患者应排除尿道炎、尿道憩室、膀胱膨出、阴道炎和尿道口处女膜伞融合等情况。

（三）治疗方法

1. 一般治疗

卧床休息，多饮水，避免刺激性食物。热水坐浴可改善会阴部血液循环，减轻症状。碳酸氢钠或枸橼酸钾等碱性药物，能降低尿液酸度，缓解膀胱痉挛，黄酮哌酯盐可解除痉挛，减轻尿路刺激症状。

2. 根据尿细菌培养、药敏试验结果选用有效的抗菌药物

（1）磺胺甲基异噁唑（SMZ）2 g，甲氧苄氨嘧啶（TMP）0.4 g，碳酸氢钠

1 g,一次顿服;或复方新诺明 5 片,或羟氨苄青霉素 3 g,或甲氧苄氨嘧啶 400 mg 顿服。一般要应用至症状消退、尿常规正常后再继续使用 1 ~ 2 周。治疗过程中要经常进行尿细菌培养及药敏试验,随时调整对细菌敏感的抗菌药物,以期早日彻底治好,以防复发。

(2)为了彻底灭菌,有学者认为其常规疗程仍以 3 d 为宜。复方新诺明 2 片加碳酸氢钠 1 g,2 次/d;或羟氨苄青霉素 0.5 g,4 次/d;氟嗪酸 0.2 g,2 次/d。均连续服用 3 d,对膀胱炎的治愈率与传统的 14 d 疗法相似,且不良反应少。其适应证与禁忌证同单程疗法。

(四)预防

(1)平日保持自身的清洁。

(2)性交前后若能排尿尽量排掉,不要有憋尿情况。

(3)可尝试喝蔓越莓果汁,因为它具有减少细菌黏附在泌尿道上的功效。

(4)大量喝水,以有效避免细菌入侵的可能性。

第二节 肾小球肾炎

一、急性肾小球肾炎

急性肾小球肾炎,简称急性肾炎,是以急性肾炎综合征为主要表现的一组疾病。其特点为起病急,患者出现血尿、蛋白尿、水肿和高血压,可伴有一过性氯质血症。本病好发于儿童,男性居多。常有前驱感染,多见于链球菌感染后,其他细菌、病毒和寄生虫感染后也可引起。

(一)临床表现

1. 血尿

常为起病的首要症状,几乎所有患者均有血尿,40% 为肉眼血尿。尿色呈均匀棕色、混浊或呈洗肉水样,但无血凝块,酸性尿中可呈酱油样棕褐色,持续 1 ~ 2 周,镜下血尿可持续 1 ~ 6 个月,少数病例可持续半年或更久,但绝大多数均痊愈。

2. 蛋白尿

几乎全部患者均有不同程度的蛋白尿，但多数低于 3 g/d，少数超过 3.5 g/d，常为非选择性蛋白尿。部分患者就诊时尿蛋白已转至微量。

3. 水肿

常为起病早期症状，轻者为晨起眼睑水肿，呈所谓“肾炎面容”。严重时可延及全身，有可凹性，少数可出现肾病综合征，若水肿持续发展，常提示预后不良。

4. 高血压

70%～80%患者出现高血压，多为轻、中度的血压增高，偶可见严重的高血压。一般恢复较迅速，高血压与水肿的程度常平行一致，并且随利尿消肿而恢复正常。若血压持续升高 2 周以上且无下降趋势者，表明肾脏病变较严重。

5. 少尿

多数患者起病时尿量减少（<500 mL/d），且伴一过性氮质血症，2 周后尿量渐增，肾功能恢复。

6. 肾功能减退

极少数由少尿发展成无尿，尿素氮及血肌酐轻度升高。若尿素氮≥21.4 mmol/L（60 mg/L），肌酐≥352 μmol/L（4 mg/L），应警惕发生急性肾衰。

7. 全身表现

患者常有疲乏、厌食、恶心、呕吐、头晕、头痛，偶与风湿热并存。

（二）诊断要点

（1）病前有明显链球菌感染史，临床出现典型的血尿、蛋白尿、少尿、水肿、高血压等急性肾炎综合征表现。

（2）链球菌培养及血清学检查：咽部或皮肤脓痂分泌物培养示 A 型溶血性链球菌阳性，血清补体下降，血清 ASO 增高，即可确诊本病。

（3）临床表现不典型者，需根据尿液检查及血清补体动态改变做出诊断。因 90%急性链球菌感染后肾小球肾炎均有低补体血症，所以，血清补体测定可作为评价急性肾炎的第一线检测。

(三)治疗方法

本病是一种自限性疾病,目前尚缺乏特效疗法,虽然预后较差,但并非不治之症。现有许多药物可用于治疗本病,但疗效尚有争议。休息和对症治疗对临床痊愈至关重要。急性期主要是预防和治疗水钠潴留,控制循环血容量,保持水和电解质平衡,以减轻症状,防治严重并发症(心力衰竭、急性肾衰竭、高血压脑病)的发生,去除加重肾脏病变的因素,促进肾脏功能的修复。

1. 休息

急性期必须卧床休息,待肉眼血尿消失、水肿消退、血压恢复正常,方可逐步增加活动量,3 个月内宜避免较重的体力活动。

2. 饮食

给予含丰富维生素的低盐饮食,保证充足热量。适当补充优质蛋白质(含必需氨基酸的蛋白质,如牛奶、鸡蛋等)饮食,蛋白质摄入量应保持在 1 g/(kg · d)。对有氮质血症者,应限制蛋白质入量,约 0.6 g/(kg · d)即可。此类患者应限制含钾食品。水肿、高血压患者应无盐或低盐饮食,直至利尿开始,重度水肿伴尿少者,应限制摄水量。

3. 感染灶的治疗

急性肾炎的治疗中,一般主张应用青霉素或大环内酯类等针对链球菌的抗生素,尤其是细菌培养阳性时,更应积极应用抗生素,预防病菌传播。目前多数学者仍主张即使培养结果阴性,也应选用青霉素、罗红霉素等药物,一般使用 2 周或直到治愈。更有人主张治愈后继续抗感染治疗,一方面控制隐蔽的病灶,另一方面可预防其他细菌或链球菌非肾炎菌珠引起新的感染,避免肾炎加重而影响肾功能。

对于病程迁延 2 ~ 6 个月以上,病情反复不愈,且扁桃体病灶明显者,可以考虑进行扁桃体切除术。

4. 对症治疗

(1)利尿消肿:①轻度水肿,常用噻嗪类利尿药,如氢氯噻嗪 25 ~ 50 mg,1 ~ 2 次/d。此类利尿药作用于远端肾小管,但当肾小球滤过率(glomerular filtration rate,GFR)为 25 mL/min 时,常不能产生利尿效果,此时可用袢利尿药。②中度水肿,先用噻嗪类利尿药,如氢氯噻嗪 25 ~ 50 mg,1 ~ 2 次/d。但当 GFR 为 25 mL/min 时,可加用袢利尿药,如呋塞米(速尿)及依他尼酸(利尿酸),呋塞米(速尿)20 ~ 40 mg 每次,1 ~ 3 次/d,如口服效果差,可肌内注射或静脉给药,30 min 起效,但作用短暂,可重复使用。③重度水肿,当每日尿量<400 mL、有大量胸腔积液、腹腔积液伴肾功能损害(甚至急性肾衰竭)及高血压、心衰等并发症时,立即应用大剂量强利尿药,如呋塞米(速尿)60 ~ 120 mg 缓慢静脉注射,但剂量不能>400 ~ 1 000 mg/d。

5. 抗高血压药的应用

血压不超过 140/90 mmHg(18.7/12.0 kPa)者可暂时观察。若经休息、限水、限盐、利尿而血压仍高者,应给予抗高血压药。可根据高血压程度、起病缓急,选用以下抗高血压药。

(1)肼屈嗪(肼苯达嗪):此药能扩张阻力血管,减轻心脏后负荷。口服剂量为 25 mg,2 次/d,肌内注射每次 0.15 mg/kg,每 12 ~ 24 h 1 次;静脉注射每次 0.15 mg/kg,每 30 ~ 90 min 重复 1 次,最大剂量为一日 1.7 ~ 3.6 mg/kg,好转后改为口服。静脉注射可立即生效,20 ~ 40 min 达最高峰,降压作用维持 4 ~ 12 h。其主要不良反应有头痛、心率加快、胃肠刺激。

(2)钙通道阻滞药:如硝苯地平(硝苯吡啶),口服或舌下含化吸收良好,每次 10 mg,20 min 血压下降,1 ~ 2 h 作用达高峰,持续 4 ~ 6 h。本药半衰期短,需多次用药。现临床应用广泛且效果良好的多种长效制剂如氨氯地平、非洛地平(波依定),可酌情选用。

(3)血管紧张素转换酶抑制药:常用药物为卡托普利(巯甲丙脯酸),口服 25 mg,15 min 起效,对肾素依赖性高血压效果更好。

6. 透析治疗

本病出现以下两种情况时可采用透析疗法:①少尿性急性肾衰竭,特别是高血钾时;②严重水钠潴留,引起急性左心衰竭者,透析超滤脱水为有效措施,可使病情缓解。

值得注意的是,本病不宜应用糖皮质激素及非固醇类消炎药(如吲哚美辛)、山莨菪碱类药物治疗。

(五)预防

积极预防链球菌感染,可使本病发病率明显下降。应做好呼吸道隔离,防止猩红热、化脓性扁桃体炎传播;保持皮肤清洁,预防脓疱病。一旦发生链球菌感染,应及早给予有效抗生素治疗,临床上充分的青霉素治疗,既可阻止肾炎菌株的流行,又对降低肾炎发病率有明显预防作用。

二、慢性肾小球肾炎

慢性肾小球肾炎简称慢性肾炎,是由多种不同病因、不同病理类型组成的一组原发性肾小球疾病。临床特点为病程长、发展缓慢,症状可轻可重,多有一个无症状尿检异常期,然后出现不同程度的水肿、蛋白尿、镜下血尿,可伴高血压和(或)氮质血症,及进行性加重的肾功能损害。

(一)临床表现

慢性肾炎可因病损的性质不同,病程经过有显著差异。从首次发现尿异常到发展至慢性肾衰竭,可历时数年,甚至数十年。高血压、感染、饮食不当、应用肾毒性药物及持续蛋白尿等,均能加速慢性肾炎进入慢性肾衰竭。慢性肾炎临床一般分3种类型。

1. 普通型

普通型为最常见的一型。患者可有无力、疲倦、腰部酸痛、食欲减退;水肿时有时无,一般不甚严重;常伴轻度到中度高血压;面部虚黄、苍白、眼底动脉变细、有动静脉交叉压迫现象。尿检可见中等程度蛋白尿(少于3 g/d),尿沉渣有红细胞和各种管型。肌酐清除率降低,酚红排出减少,尿浓缩功能减退及血肌酐和尿素氮增高,出现氮质血症。可有不同程度的贫血,红细胞沉降率增快,血浆白蛋白稍低,胆固醇稍高。此型病程缓慢进展,最终可因肾衰竭死亡。

2. 肾病型

肾病型为慢性肾炎常见的一型。突出表现为大量蛋白尿(无选择性蛋白尿,每日排出蛋白尿超过3.5 g),同时表现有高度水肿、低蛋白血症(通常血浆白蛋白低于30 g/L)、高胆固醇血症(胆固醇超过2.84 mmol/L),血压正常或中等度持续性增高。尿沉渣检查,可有红细胞及各种管型,肾功能正常或进行性损害,血肌酐和血尿素氮升高,肌酐清除率和酚红排泄均减低。患者可有贫血,红细胞沉降率、血沉明显加快。此型肾炎经适当治疗,病情可以缓解。

3. 高血压型

除上述一般慢性肾炎共有的表现外，突出表现为持续性中等以上程度的高血压，而且对一般抗高血压药不甚敏感。常引起严重的眼底出血或絮状渗出，甚至视盘水肿，视力下降。并伴有肾脏损害的表现，尿检有不同程度的蛋白尿及尿沉渣明显异常，此型肾功能恶化较快，预后不良。

上述临床分型不是绝对的，各型之间有交叉和相互转变。有的患者兼有肾病型与高血压型的表现，可为混合型。

(二)诊断要点

(1)起病缓慢，病情迁延，临床表现可轻可重，或时轻时重。随着病情发展，可有肾功能减退、贫血、电解质紊乱等情况的出现。

(2)可有水肿、高血压、蛋白尿、血尿及管型尿等表现中的一种(如血尿或蛋白尿)或数种。临床表现多种多样，有时可伴有肾病综合征或重度高血压。

(3)病程中可有肾炎急性发作，常因感染(如呼吸道感染)诱发，发作时有类似急性肾炎的表现。有些可自动缓解，有些病例病情加重。

(4)实验室及其他检查

1)尿液检查：尿异常是慢性肾炎的基本标志。蛋白尿是诊断慢性肾炎的主要依据，尿蛋白一般在1～3 g/d，尿沉渣可见颗粒管型和透明管型。血尿一般较轻或完全没有，但在急性发作期，可出现镜下血尿甚至肉眼血尿。

2)肾功能检查：慢性肾炎早期没有肾功能的改变，当出现肾功能不全时，主要表现为肾小球滤过率下降，肌酐清除率降低。

(三)治疗方法

本病治疗以防止或延缓肾功能进行性损害、改善或缓解临床症状及防治严重并发症为主，而不是以消除蛋白尿、血尿为目的。一般采取综合治疗措施，强调休息，避免剧烈运动，限制饮食，预防感染。

1. 限制高蛋白饮食

对肾功能不全患者应及早采用低蛋白饮食。低蛋白饮食可减轻尿蛋白排泄量，从而减轻肾小球的高滤过及肾小管高代谢状态，并减少近曲小管氨的生成，从而减轻氨通过旁路途径激活补体而造成肾小管间质炎症损伤，延缓肾衰竭进展。蛋白质摄入量限制在0.6～0.8 g/(kg·d)，一般提供优质蛋白如蛋、奶、瘦肉等，并加用必需氨基酸、肾灵提供α-酮酸。同时适当增加碳水化合物，以达到机体基本需要，防止负氮平衡。对仅有大量蛋白尿，而肾功能正常者，蛋白质摄入量可适当放宽至一日0.8～1.0 g/kg。在低蛋白饮食同时，应注意限制磷的摄入，补充钙剂注意纠正高磷低钙状态，减轻继发性甲状旁腺功能亢进。另外，应给予低嘌呤饮食，以减少尿酸的生成和排泄，减轻高尿酸血症。

2. 控制高血压

慢性肾炎进展过程中，健存肾单位处于代偿性高血流动力学状态，全身性高血压可进一步加重，导致肾小球进行性损伤。积极地控制高血压可防止肾功能损伤加重。对明显水钠潴留者，利尿药可作首选。若肾功能好可加噻嗪类药物；对于肾功能差者（GFR<25 mL/min），应改用袢利尿药，注意预防电解质紊乱，以防加重高脂血症及高凝状态。临床常用的抗高血压药如下。

（1）血管紧张素转换酶抑制药（angiotensin converting enzyme inhibitors，ACEI）：ACEI具有较好的肾保护作用，该药在降低全身性高血压的同时，还可降低肾小球内压，减轻肾小球高血流动力学，降低尿蛋白，减轻肾小球硬化，从而延缓肾衰进展。临床常用以下几种。①卡托普利（巯甲丙脯酸，开博通），一般剂量为25～50 mg/次，3次/d，饭前服用，最大剂量不超过450 mg/d。儿童开始1 mg/(kg·d)，最大剂量6 mg/kg，分3次口服。②依那普利（苯脂丙脯酸），该药为不含巯基的ACEI，其用药剂量小，作用强，作用时间长，不良反应小。常用剂量为5～10 mg，1次/d。③贝那普利（洛丁新），10 mg，1次/d。④培哚普利，4 mg，1次/d。⑤西粒普利，2.5 mg，1次/d。应用中应注意不良反应，如高血钾、贫血、皮疹、痛痒、干咳、味觉减退，少数患者有粒细胞减少。有报道ACEI可引起间质性肾炎、一过性血肌酐增高，故肾功能不全者如Scr>2～4 mg/d（188～376 μmol/L）者应禁用。

（2）钙拮抗药：治疗高血压和延缓肾功能恶化有较为肯定的疗效。ACEI和钙拮抗药这两类药物现已作为一线抗高血压药物。钙拮抗药具有抑制Ca^{2+}内流作用，能直接松弛血管平滑肌，扩张周围小动脉，降低外周血管阻力，从而使全身血压下降，此外，钙离子拮抗药还能减少氧消耗和抗血小板聚集，以达到减轻肾脏损伤及稳定肾功能的作用。常选用长效钙拮抗药，①氨氯地平（络活喜），5～10 mg，1～2次/d。②硝苯地平（拜心通），30～

60 mg,1 次/d。③尼卡地平(佩尔地平),40 mg,1 ~ 2 次/d。④尼群地平,20 mg,1 ~2 次/d。但应注意二氢吡啶类,如硝苯地平(心痛定)使用过程中可能出现的不良反应,有人认为此类药物可加重肾小球高滤过状态,增加心血管危险性因素等。

(3)β 受体阻滞药:对肾素依赖性高血压有较好的疗效。可降低肾素作用,该药降低心排血量而不影响肾血流量和肾小球滤过率。应注意某些β 受体阻滞药,如美托洛尔(美多心安)、阿替洛尔(氨酰心安)有肯定的降压效果,但需经肾脏排泄,故在肾功能不全时,要调整剂量和延长用药时间。

(4)α_1受体阻滞药:哌唑嗪具有血管扩张作用,可扩张小动脉、小静脉。一般从小剂量开始,逐步递增至 6 ~ 12 mg/d,应注意防止体位低血压的发生。

(5)扩血管药物:如肼屈嗪(肼苯哒嗪)有良好的降压作用,一般剂量为 200 mg/d,与 β 受体阻滞药联合使用,可减少不良反应,提高疗效。

3. 抗凝和抑制血小板聚集药物

(1)双嘧达莫(潘生丁),75 ~100 mg,3 次/d。

(2)阿司匹林,75 ~100 mg,1 次/d。

(3)肝素 100 ~12 500 U 深部肌内注射,8 h 1 次,或 5 000 ~6 000 U 加生理盐水 100 mL 静脉滴注,每分钟 20 ~30 滴。

(4)华法林,起始剂量为 5 ~20 mg/d,以 2.5 ~7.5 mg/d 维持治疗。

4. 激素和细胞毒药物

对于此类药物在慢性肾炎中是否应用目前尚无统一看法,表现为肾病综合征的轻度系膜增生性肾炎,可能对激素反应良好。局灶节段性肾小球硬化、膜性肾病对激素可能有效。根据病理类型如肾功能正常或轻度受损,尿蛋白≥2 g/d,无禁忌证者可试用激素及细胞毒药物。

5. 防治加重肾损害的其他因素

积极预防和治疗感染性疾病,如上呼吸道感染、尿路感染等,可避免引起和加重肾功能急骤恶化。避免使用肾毒性或易诱发肾功能损伤的药物,如氨基糖苷类抗生素、非类固醇消炎磺胺药等。对伴有高脂血症、高血糖、高尿酸血症等应给予相关处理。亦应注意维持水、电解质及酸碱平衡,预防心力衰竭等发生。

（四）预防

(1)保持有规律的生活，平时要合理安排生活作息制度。适量活动，加强身体锻炼，但应避免过劳。合理营养，增强体质和机体抵抗力。

(2)谨防细菌或病毒感染，细菌或病毒感染是引起急性肾炎的最常见原因。

(3)注意饮食营养及食品安全，多吃新鲜的瓜果和天然食品。以品种多样、搭配合理、清淡可口为原则。

第三节 肾病综合征

肾病综合征简称肾综，是指由多种病因引起的、以肾小球基底膜通透性增加伴肾小球滤过率降低等肾小球病变为主的一组综合征。临床具有四大特点：①大量蛋白尿，超过3.5 g/d，可有脂质尿。②低白蛋白血症，血浆白蛋白小于30 g/d。③高脂血症。④水肿。根据不同病因和病理将本征分为3类：原发性肾病综合征、先天性肾病综合征、继发性肾病综合征。

一、临床表现

1. 大量蛋白尿

大量蛋白尿是肾病综合征的标志，主要成分是白蛋白，也含有其他血浆蛋白成分。肾小球基底膜通透性变化是蛋白尿产生的基本原因。肾小球滤过率、血浆蛋白浓度和蛋白摄入量等直接影响蛋白尿的程度。因此，仅以每日蛋白定量的方法，不能准确判断肾小球病变程度，可结合其他综合判断。

2. 低蛋白血症

低蛋白血症是肾病综合征必备的第二特征。血浆白蛋白低于30 g/L。当肝合成白蛋白的代偿作用不足以弥补尿蛋白的丢失量时，才会出现低蛋白血症。低蛋白血症和尿蛋白排出量之间是不完全一致的。

3. 高脂血症

患者总胆固醇、三酰甘油水平明显升高，低密度脂蛋白(LDH)、极低密度脂蛋白(VLDH)水平升高。

4. 水肿

患者最引人注意的症状是逐渐加重的全身水肿，初始晨起眼睑、面部、踝部可见水肿，随着病情发展水肿波及全身，并出现胸腔积液、腹腔积液、心包积液、纵隔积液、阴囊或阴唇水肿，也可出现肺水肿。

二、诊断要点

(1) 临床表现：①尿蛋白超过 3.5 g/d；②血浆白蛋白低于 30 g/L；③水肿；④血脂升高。其中，①、②两项为诊断所必需。

(2) 辅助检查：①肾活检可以明确肾小球的病理类型；②肾超声检查，双肾正常或缩小。

三、治疗方法

常用以肾上腺皮质激素为主的综合治疗。原则为控制水肿，维持水、电解质平衡，预防和控制感染及并发症。合理使用肾上腺皮质激素。对复发性肾病或对激素耐药者应配合使用免疫抑制药，治疗不仅以消除尿蛋白为目的，同时还应重视保护肾功能。

1. 一般对症处理

(1) 休息与活动：肾病综合征发生时应以卧床休息为主，一般情况可好转。水肿基本消退后可适度床上及床边活动，以防肢体血管血栓形成。病情基本缓解后可逐步增加活动，病情缓解且半年无复发者可考虑增加室内轻度工作，应尽量避免各种感染。

(2) 饮食：宜进清淡、易消化食物，每日摄取食盐 1～2 g，禁用腌制食品，少用味精及食盐。发病的早期、极期，应给予较高的优质蛋白摄入，1～1.5 g/(kg · d)有助于缓解低蛋白血症及所致的并发症。对于慢性非极期肾病综合征，应适当限制蛋白摄入量，0.8～1.0 g/(kg · d)。能量供给以 30～35 kcal/(kg · d)为宜。严重高脂血症患者应当限制脂类的摄入量，采用少油、低胆固醇饮食。同时注意补充铜、铁、锌等微量元素，在激素应用过程中，适当补充维生素及钙剂。

2. 利尿消肿治疗

(1) 噻嗪类利尿药：主要作用于髓袢升支厚壁段和远曲小管前段，通过抑制钠和氯的重吸收,增加钾的排泄而利尿。常用氢氯噻嗪 25 mg,3 次/d,口服。长期服用应防止低钾、低钠血症。

(2)潴钾利尿药:主要作用于远曲小管后段,排钠,排氯,但潴钾,适用于有低钾血症的患者。单独使用时利尿作用不显著,可与噻嗪类利尿药合用。常用氨苯蝶啶 50 mg,3 次/d,或醛固酮拮抗药螺内酯 20 mg,3 次/d。长期服用须防止高钾血症,对肾功能不全患者应慎用。

(3)袢利尿药:主要作用于髓袢升支,对钠、氯和钾的重吸收具有强力抑制作用。常用呋塞米(速尿)20 ~ 120 mg/d,或布美他尼(丁尿胺)1 ~ 5 mg/d(同等剂量时作用较呋塞米强 40 倍),分次口服或静脉注射。在渗透性利尿药物应用后随即给药效果更好。应用袢利尿药时须谨防低钠血症及低钾、低氯血症性碱中毒发生。

(4)渗透性利尿药:通过一过性提高血浆胶体渗透压,可使组织中水分回吸收入血,同时造成肾小管内液的高渗状态,减少水、钠的重吸收而利尿。常用不含钠的右旋糖酐 40(低分子右旋糖酐)或羟乙基淀粉(706 代血浆),250 ~ 500 mL 静脉滴注,隔日 1 次,随后加用袢利尿药可增强利尿效果。但对少尿(尿量<400 mL/d)患者应慎用此类药物,因其易与肾小管分泌的 Tamm-Horsfall 糖蛋白和肾小球滤过的白蛋白一起形成管型,阻塞肾小管,并由于其高渗作用导致肾小管上皮细胞变性、坏死,诱发“渗透性肾病”,导致急性肾衰竭。

(5)提高血浆胶体渗透压:血浆或人血白蛋白等静脉滴注均可提高血浆胶体渗透压,促进组织中水分回吸收并利尿,如接着立即静脉滴注呋塞米 60 ~ 120 mg(加于葡萄糖溶液中缓慢静脉滴注 1 h),能获得良好的利尿效果。当患者低蛋白血症及营养不良严重时亦可考虑应用人血白蛋白。但由于输入的血浆和其制品均将于 24 ~ 48 h 内由尿中排出,故血浆制品不可输注过多过频,否则因肾小球高滤过及肾小管高代谢可能造成肾小球脏层及肾小管上皮细胞损伤,轻者影响糖皮质激素疗效,延迟疾病缓解,重者可损害肾功能。对伴有心脏病的患者应慎用此法利尿,以免因血容量急性扩张而诱发心力衰竭。

3. 抑制免疫与炎症反应治疗

(1)糖皮质激素(简称激素):激素治疗可能是通过抑制炎症反应、抑制免疫反应、抑制醛固酮和抗利尿激素分泌、影响肾小球基底膜通透性等综合作用来发挥其利尿、消除尿蛋白的疗效。使用原则:①起始足量;②缓慢减药;③长期维持。常用方案一般为泼尼松每日 1 mg/kg,口服 8 周,必要时可延长至 12 周;足量治疗后每 1 ~2 周减原用量的 10%,当减至 20 mg/d 左右时症状易反复,应更加缓慢减量;最后以最小有效剂量(10 mg/d)作为维持量,再服 6 个月至 1 年或更长时间。激素的用法可采取全日量 1 次顿服,或在维持用药期间两日量隔日一次性顿服,以减轻激素的不良反应。水肿严重、有肝功能损害或泼尼松疗效不佳时,可更换为泼尼松龙(等剂量)口服或静脉滴注。长期应用激素的患者易出现感染、药物性糖尿、骨质疏松等不良反应,少数病例还可能发生股骨头无菌性缺血性坏死,需加强监测,及时处理。

(2)细胞毒药物:这类药物可用于"激素依赖型"或"激素抵抗型"的患者,协同激素治疗。若无激素禁忌,一般不作为首选或单独治疗用药。①环磷酰胺(cyclophosphamide,CTX):在体内被肝细胞微粒体羟化,产生有烷化作用的代谢产物而具有较强的免疫抑制作用。应用剂量为 2 mg/(kg · d),分 1 ~2 次口服,或 200 mg 加入生理盐水注射液 20 mL 内,隔日静脉注射。总量达 6 ~8 g 后停药。②氮芥:目前临床上应用较少。在其他细胞毒药物无效时,仍应推荐使用。此药多在睡前从静脉滴注的三通头中推注,给药前可先用镇静止吐药,如异丙嗪;注毕续滴 5% 葡萄糖注射液 100 ~200 mL 冲洗血管以防静脉炎。一般常由 1 mg 开始,隔日注射 1 次,每次加量 1 mg,至 5 mg 后每周注射 2 次,累积量达每千克体重 1.5 ~2.0 mg(80 ~100 mg)后停药。③苯丁酸氮芥:2 mg,3 次/d,口服,共服用 3 个月。毒性较氮芥小,疗效亦较差。此外,亦有报道使用硫唑嘌呤、长春新碱及塞替派,但疗效均较弱。

(3)环孢素:能选择性抑制辅助性 T 细胞及 T 细胞毒效应细胞,已作为二线药物用于治疗激素及细胞毒药物无效的难治性肾病综合征。常用量为 5 mg/(kg · d),分 2 次口服,服药期间需监测并维持其血浓度值为 100 ~200 ng/mL。服药 2 ~3 个月后缓慢减量,共服 6 个月左右。主要不良反应为肝肾毒性,并可致高血压、高尿酸血症、多毛及牙龈增生等。因该药价格昂贵,有较多不良反应及停药后易复发,使其应用受到限制。

应用激素、细胞毒药物及其他新型免疫抑制药治疗肾病综合征可有多种方案,原则是增强疗效的同时,最大限度地减少不良反应。最近,国外学者根据对以往临床研究的总结,认为应用激素治疗与否、应用的时间与疗程等应结合患者的年龄、肾小球病理类型、蛋白尿以及肾功能损害等情况而有所区别，并已提出了一些新的推荐治疗方案。我国还需结合自己的经验进一步实践并总结。

四、预防

本病发病和预后与多种因素有关，预防要从自身健康着手，注意合理饮食，增强体质，提高免疫力，避免接触有毒物质、有害药物及化学物品，以减少其对机体的损害，并应积极预防感染和各种疾病发生。影响肾病综合征患者疗效和长期预后的重要因素是肾病综合征的并发症，应积极预防和治疗。

第八章

血液系统疾病药物治疗

第一节 贫血

贫血是指外周血单位容积内血红蛋白(hemoglobin,Hb)量、红细胞(red blood cell,RBC)计数及血细胞比容(hematocrit,Hct)低于可比人群正常值的下限。其中以血红蛋白量为主要指标,成年男性血红蛋白量<120 g/L,红细胞数<4.5×10^{12}/L,血细胞比容<0.42;成年女性血红蛋白量<110 g/L,红细胞数<4.0×10^{12}/L,血细胞比容<0.37;凡低于以上指标的即为贫血。贫血并非是独立的疾病,而是继发于多种疾病的一种临床综合征。

一、缺铁性贫血

缺铁性贫血是由于铁摄入不足或丢失过多,体内储备铁耗尽,影响血红素合成,导致缺铁性红细胞生成的小细胞低色素性贫血。

(一)病因

1. 摄入不足和需求增加

人类吸收的铁可从食物中获得,正常每日饮食含铁 10 ~ 15 mg,其中 5% ~6% 可被吸收,用以维持成年男女的体内铁平衡。但处于生长发育期的婴儿、青少年和孕妇,由于铁摄入不足和需求量增加,则较易发生缺铁性贫血。

2. 吸收障碍

铁的吸收主要部位为十二指肠和空肠上段。胃酸有助于二价离子铁和血红素结合铁的吸收,因而胃切除术后、胃酸缺乏、慢性腹泻、慢性萎缩性胃炎等疾病均可引起铁吸收障碍导致缺铁性贫血。

3. 慢性失血

长期慢性失血是缺铁性贫血较为常见的病因。造成慢性失血的原因众多,最常见的是消化道出血,如消化性溃疡、胃肠道恶性肿瘤、钩虫病、食管静脉曲张破裂出血、痔出血、服用水杨酸盐所引起的胃肠道出血等。月经过多、慢性肾功能不全患者长期接受透析治疗,亦可导致缺铁。

(二)发病机制

1. 组织缺氧

血红蛋白的主要功能是携氧并运送到全身组织,严重缺铁时血红蛋白的合成减少,血液携氧能力降低,引起全身组织器官的缺氧性损害。

2. 代谢障碍

细胞中许多代谢过程需要含铁的酶和辅酶参加,缺铁时各种重要的含铁酶或含铁蛋白质如细胞色素 P_{450} 氧化酶、琥珀酸脱氢酶、黄嘌呤氧化酶、髓过氧化物酶和肌红蛋白等的活性明显降低,导致许多组织和器官发生细胞呼吸障碍,细胞代谢及功能紊乱,并易发生感染。

3. 红细胞异常

红细胞内含铁酶活性降低,影响脂质、蛋白质及糖代谢而引起红细胞异常,易于在脾内被破坏,红细胞寿命缩短。

(三)临床表现

缺铁性贫血的临床表现呈渐进的慢性过程,其发病隐匿,在体内铁储备尚未耗竭之前,临床上可没有症状;当储备铁耗竭后,临床上主要表现为皮肤黏膜苍白、头晕、乏力、活动后心悸、气促、眼花、耳鸣等。踝部可出现水肿,儿童病例可有生长发育迟缓、注意力不集中、性格改变等症状,此外还可有某些特殊的神经系统症状如容易兴奋、激动、烦躁、头痛等。偶可有上皮细胞组织异常所产生的症状,如舌痛或萎缩性舌炎、口角炎、皮肤毛发干燥无光泽、指(趾)甲变薄、变脆,重者变平或凹下呈匙状(反甲)。异食癖为缺铁性贫血的特殊表现。

（四）实验室检查

1. 血象

早期或轻度缺铁可以没有贫血或仅极轻度贫血。晚期或严重缺铁有典型的小细胞低色素性贫血。红细胞压积和血红蛋白浓度降低的程度大于红细胞计数减少的程度。还可见很少的靶形、椭圆形或其他不规则形态的红细胞。网织红细胞计数大多正常，白细胞计数正常或轻度减低。血小板计数高低不一。

2. 骨髓象

骨髓增生活跃，粒红比例降低，红细胞系统增生明显活跃。中幼红细胞比例增多，体积比一般的中幼红细胞略小，边缘不整齐，胞质少，染色偏蓝，核固缩似晚幼红细胞，表明胞质发育落后于核，粒系细胞和巨核细胞数量和形态均正常。

3. 骨髓铁染色

用普鲁士蓝染色可见骨髓含铁血黄素阴性（正常为+ ~ ++），铁粒幼细胞阴性或减少（正常为20% ~90%）。

4. 血清铁蛋白

铁蛋白是体内储存铁的一种形式，血清铁蛋白也可以起到运铁的作用，通常 1 μg/L 代表体内有储存铁 8 mg，故血清铁蛋白的测定是估计骨髓铁贮存状态的一种敏感的方法，血清铁蛋白正常值为（100±60） ng/mL，缺铁性贫血时小于 15 μg/L（15 ng/mL）。

5. 血清铁

缺铁性贫血时血清铁常低于 10. 74 μmol/L（60 μg/100 mL），总铁结合力增高，高于 64. 44 μmol/L（360 μg/100 mL），血清铁饱和度减少，低于 15%。

6. 红细胞游离原卟啉（FEP）

正常为 0. 29 ~0. 65 μmol/L（16 ~ 36 μg/dL），缺铁贫血时增高。此外，其他血红素合成障碍的疾病，如铅中毒和铁粒幼细胞贫血时，FEP 亦增加，故 FEP 可作为初筛试验。

（五）治疗原则

1. 一般治疗原则

缺铁性贫血治疗关键是去除其原发病因：婴幼儿应了解喂养情况；儿童及青年女性需询问饮食习惯，有无偏食；育龄期妇女重点注意月经过多及妊娠失血情况；从事农业劳动者应检查有无钩虫感染；所有病例均应仔细询问有无慢性失血的病情，如黑便或痔疮出血史；对绝经期妇女或成年男性的缺铁性贫血，须特别警惕胃肠道肿瘤的可能性，如胃癌、结肠癌，并及时进行胃镜、肠镜或胃肠钡剂等检查以明确病因诊断。在有效治疗原发病因的同时，给予铁剂治疗。

贫血严重时宜卧床休息，缓慢行动，防止出现晕厥和摔伤。注意补充含铁丰富的食物，如动、植物蛋白质及绿色蔬菜等。

2. 药物治疗原则

贫血待查在未做骨髓穿刺明确诊断之前暂不用铁剂或其他补血药物治疗，以免干扰诊断。在明确诊断及纠正病因的同时应给予铁剂治疗。补充铁剂为治疗缺铁性贫血的有效措施，可使血红蛋白升至正常并恢复铁储备。

使用铁剂基本原则：①首选口服铁剂，并选择易于吸收又无胃肠道反应的制剂；②如在去除原发病因后铁剂治疗无效时，应考虑铁剂的质量和生物利用度；③待血象恢复正常后，铁剂仍需继续服用3～6个月，以补足机体铁储备量，防止复发。

（六）药物治疗

1. 治疗药物分类

常用口服铁剂有琥珀酸亚铁、多糖铁复合物和硫酸亚铁等。

注射铁剂有右旋糖酐铁及山梨醇铁。

其他药物如维生素C及稀盐酸等。维生素C为还原剂，可将三价铁还原为可吸收的二价铁，稀盐酸有利于食物中铁的解离，均可增加铁的吸收。

2. 治疗药物的选用

一般患者在去除病因的同时给予口服铁剂即可，琥珀酸亚铁每次0.1 g，3次/d；多糖铁复合物每次150 mg，3次/d；硫酸亚铁控释片1片/次，1次/d（每片含硫酸亚铁525 mg及维生素C）。如诊断正确，治疗合理，口服铁剂后

5 d 网织红细胞增加，1 周后血红蛋白开始回升，平均每日上升约 1 g/L，约 1 个月后接近正常。在贫血纠正后应继续口服 3 ~6 个月铁剂以补充体内应有的储备铁量。如铁剂治疗 3 周后贫血未获逐渐纠正，应检查原有诊断是否正确、病因是否去除、口服有无吸收障碍以及铁剂的质量和生物利用度等。多数患者对口服铁剂耐受良好，但常见不良反应为铁制剂刺激胃肠道引起的上腹部不适、恶心、呕吐、腹泻等，此外还可引起便秘，使用可从小剂量开始，数天后增至全剂量，在进餐时或餐后服用，可减轻其不良反应。

一般在下述情况下可考虑使用注射铁剂：①不能耐受口服铁剂，如消化性溃疡，口服铁剂加重病情；②吸收障碍，如胃大部切除和慢性腹泻；③需迅速获得疗效者，如晚期妊娠和择期大手术。常用注射铁剂右旋糖酐铁为氢氧化铁与右旋糖酐的复合物，山梨醇铁为枸橼酸铁与山梨醇的复合物，两者均含元素铁 50 mg/mL。肌内注射易吸收，首次剂量 50 mg，如无明显不良反应，第二次可增至 100 mg（每日量不宜超过 100 mg），以后每周注射 2 ~3 次，直至完成总剂量。

注射铁总剂量计算应包括两项数值，一项为恢复正常血红蛋白所需铁量，另一项为补充组织铁储存所需铁量。治疗总剂量的计算方法是：补铁总剂量（mg）= [150－患者 Hb（g/L）]×体重（kg）×0.24+500 mg。

注射用铁剂常见局部和全身不良反应，如局部肌内注射部位疼痛，全身不良反应轻者面部潮红、头痛、头晕；重者出现肌肉酸痛、腹痛、腹胀、恶心、呕吐、寒战、发热等症状，偶可引起过敏性休克，故必须严格掌握注射铁剂的应用指征及剂量。应行深部肌内注射，避免静脉给药。

使用铁剂治疗时忌与茶水同服，以免茶叶中所含的鞣酸与铁剂形成络合物，影响铁的吸收；与考来烯胺、考来替泊等阴离子交换树脂也可产生络合反应，影响吸收；不宜与抗酸药、钙盐及镁盐同服，以免减少吸收。

二、巨幼细胞贫血

巨幼细胞贫血是指叶酸、维生素 B_{12} 缺乏，遗传性或药物等原因引起 DNA 合成障碍所致的一类贫血。

（一）病因

巨幼细胞贫血的发病原因主要是叶酸和（或）维生素 B_{12} 缺乏。

1. 叶酸缺乏的病因

(1)摄入不足:叶酸每天的需要量为200~400 μg。人体内叶酸的储存量仅够4个月之需。食物中缺少新鲜蔬菜、过度烹煮或腌制均可使叶酸丢失。乙醇可干扰叶酸的代谢,酗酒者常会有叶酸缺乏。小肠(特别是空肠段)炎症、肿瘤、手术切除及热带性口炎性腹泻均可导致叶酸的吸收不足。

(2)需要增加:妊娠期妇女每天叶酸的需要量为400~600 μg。生长发育的儿童及青少年、慢性反复溶血、白血病、肿瘤、甲状腺功能亢进、长期慢性肾功能衰竭用血液透析治疗的患者,叶酸的需要量都会增加,如补充不足就可发生叶酸缺乏。

(3)药物的影响:如甲氨蝶呤、氨苯蝶啶、乙胺嘧啶能抑制二氢叶酸还原酶的作用,影响四氢叶酸的生成。苯妥英钠、苯巴比妥对叶酸的影响机制不明,可能是增加叶酸的分解或抑制DNA合成。约67%口服柳氮磺胺吡啶的患者叶酸在肠内的吸收受抑制。

(4)其他:先天性缺乏5,10-甲酰基四氢叶酸还原酶患者,常在10岁左右才被诊断。有些ICU患者常可出现急性叶酸缺乏。

2. 维生素 B_{12} 缺乏的病因

(1)摄入减少:人体内维生素 B_{12} 的储存量为2~5 mg,每天的需要量仅为0.5~1.0 μg。正常时,每天有5~10 μg的维生素 B_{12} 随胆汁进入肠腔,胃壁分泌的内因子可足够的帮助重吸收胆汁中的维生素 B_{12}。故素食者一般需10~15年才会发展为维生素 B_{12} 缺乏。老年人和胃切除患者胃酸分泌减少,常会有维生素 B_{12} 缺乏。由于有胆汁中的维生素 B_{12} 的再吸收(肠肝循环),这类患者也和素食者一样,需经过10~15年才出现维生素 B_{12} 缺乏的临床表现。故一般膳食中维生素 B_{12} 摄入不足而致巨幼细胞贫血者较为少见。

(2)内因子缺乏:主要见于萎缩性胃炎、全胃切除术后和恶性贫血患者。发生恶性贫血的机制目前还不清楚,患者常有特发的胃黏膜完全萎缩和内因子的抗体存在,故有人认为恶性贫血属免疫性疾患。这类患者由于缺乏内因子,食物中维生素 B_{12} 的吸收和胆汁中维生素 B_{12} 的重吸收均有障碍。

(3)严重的胰腺外分泌不足的患者:容易导致维生素 B_{12} 的吸收不良,这是因为在空肠内维生素 B_{12}-R蛋白复合体需经胰蛋白酶降解,维生素 B_{12} 才能释放出来，与内因子相结合。这类患者一般在3～5年后会出现维生素B_{12}缺乏的临床表现。由于慢性胰腺炎患者通常会及时补充胰蛋白酶，故在临床上合并维生素B_{12}缺乏的并不多见。

(4)小肠内存在异常高浓度的细菌和寄生虫：也可影响维生素B_{12}的吸收，因为这些有机物可大量摄取和截留维生素B_{12}。小肠憩室或手术后的盲端袢中常会有细菌滋生及肠内产生的鱼绦虫，都会与人体竞争维生素B_{12}，从而引起维生素B_{12}缺乏。

(5)先天性转钴蛋白Ⅱ(TCⅡ)缺乏及接触氧化亚氮(麻醉剂)等：也可影响维生素B_{12}的血浆转运和细胞内的利用，亦可造成维生素B_{12}缺乏。

(二)发病机制

叶酸和维生素B_{12}都是DNA合成过程中的重要辅酶。这两种物质的缺乏可导致DNA合成障碍，使细胞内DNA合成速度减慢，而胞质内RNA的合成不受影响，细胞核和细胞质的发育失衡，形成细胞胞质体积大而胞核发育较幼稚，呈巨幼变形态。巨幼细胞大部分在骨髓内未成熟就被破坏，形成红细胞无效生成，产生贫血。

在DNA合成途径中脱氧尿苷酸(dUMP)转变成脱氧胸苷酸(dTMP)所需的甲基是由亚甲基四氢叶酸所提供，因此任何原因引起的叶酸缺乏，均能影响上述生化过程，从而影响DNA的合成。维生素B_{12}在DNA合成过程中有两种作用：①甲基钴胺作为蛋氨酸合成酶的辅酶使同型半胱氨酸转变成蛋氨酸，伴随该过程N-甲基四氢叶酸转变为四氢叶酸，故维生素B_{12}与叶酸的代谢关系密切。维生素B_{12}的缺乏所造成的结果与叶酸直接缺乏的结果是相同的。②在脱氧腺核苷钴胺的作用下，L-甲基丙二酰辅酶A转变为琥珀酰辅酶A，如果脱氧腺核苷钴胺缺少，则可使上述过程受阻，L-甲基丙二酰辅酶A蓄积，血内甲基丙二酸盐增高，影响神经髓鞘形成，引起相应神经系统症状。

(三)临床表现

1.贫血

患者发病缓慢，特别是维生素B_{12}缺乏者，就诊时多呈中至重度，表现为乏力、疲倦、头晕、耳鸣、活动后心悸、气促等一般慢性贫血的症状，贫血可呈进行性加重，部分患者可有轻度黄疸或便秘。

2. 消化系统症状

患者可以有腹胀、腹泻或便秘等，部分患者可发生舌炎，表现为舌痛、舌面光滑、舌乳头萎缩和舌质绛红（牛肉舌），在恶性贫血时尤为显著。此外，还可发生口角炎和口腔黏膜小溃疡。

3. 神经系统症状

维生素 B_{12} 缺乏特别是恶性贫血的患者常有神经系统症状，典型的表现是四肢远端发麻、深感觉障碍、共济失调和锥体束征阳性等周围神经炎表现；如果脑组织神经有损害时，轻度以抑郁和记忆力障碍最为常见，严重偶可出现妄想、幻觉、嗜睡及易激动等精神异常症状。

4. 其他

某些恶性贫血患者有时可有肝、脾轻度肿大。有些伴有血小板减低的病例可有皮肤瘀斑等出血症状，部分患者可有体重降低和低热。

（四）实验室检查

1. 血象

大细胞正色素性贫血（平均红细胞体积>100 fL）血象往往呈现全血细胞减少。中性粒细胞及血小板均可减少，但比贫血的程度为轻。血涂片中可见多数大卵圆形的红细胞，中性粒细胞分叶过多，可有 5 叶或 6 叶以上的分叶。偶可见到巨大血小板，网织红细胞计数正常或轻度增高。

2. 骨髓象

骨髓呈增生活跃，红系细胞增生明显，各系细胞均有巨幼变，以红系细胞最为显著。红系各阶段细胞均较正常大，胞质比胞核发育成熟（核质发育不平衡），核染色质呈分散的颗粒状浓缩。类似的形态改变亦可见于粒细胞及巨核细胞系，以晚幼、杆状核粒细胞更为明显。

（五）治疗原则

1. 一般治疗原则

查明原发病并采取相应治疗措施，营养缺乏者应补充相应维生素，改善患者的营养状态，纠正不良饮食及烹调习惯；吸收不良者应寻找并去除病因。对孕妇及发育期小儿尤应注意多进食绿色蔬菜及动物性蛋白质。老年人发生巨幼细胞贫血应考虑存在肿瘤，特别是胃或结肠癌。贫血严重时应注意卧床休息,避免晕厥或摔伤。

2. 药物治疗原则

(1)在骨髓检查结果未明确前不应给予叶酸或维生素 B_{12} 治疗,因为治疗后 24 h 骨髓细胞的巨型变可消失,影响骨髓检查对巨幼细胞贫血的诊断。

(2)应区别叶酸和维生素 B_{12} 究属何种缺乏,以便于有针对性地合理用药。在未明确诊断前同时使用叶酸和维生素 B_{12} 会混淆诊断。

(3)当叶酸和维生素 B_{12} 同时应用时,应注意叶酸的使用可更多消耗维生素 B_{12} 而加重神经病变损伤,使神经症状表现更为严重。

(六)药物治疗

1. 治疗药物分类

(1)叶酸制剂:叶酸及亚叶酸钙主要在空肠近端通过主动转运被吸收,经还原以 N-甲基四氢叶酸形式存在于血液中,与其中的叶酸结合蛋白相结合,在维生素 B_{12} 作用下,进行甲基转移反应,参与 DNA 的合成,从而纠正巨幼细胞贫血。

(2)维生素 B_{12}:肌内注射吸收入血后,经血中转钴蛋白运转到组织中,其中甲基钴胺和腺苷钴胺参与体内重要的代谢环节。前者是半胱氨酸转成蛋氨酸时的辅酶,在此反应中可使 N-甲基四氢叶酸去甲基而参与 DNA 的合成;腺苷钴胺以辅酶形式参与三羧酸循环,影响神经髓鞘中脂蛋白合成代谢,故可纠正巨幼细胞贫血及神经系统症状。

2. 治疗药物的选用

(1)叶酸治疗:叶酸缺乏者可口服叶酸,每次 5 ~ 10 mg;3 次/d,通常 1 ~ 2 个月血象和骨髓象可恢复正常,纠正后无须维持治疗。若胃肠道疾患使口服制剂难以吸收,或因某些药物如乙胺嘧啶、甲氧苄啶(TMP)、甲氨蝶呤等竞争性地抑制二氢叶酸还原酶,使叶酸不能还原为四氢叶酸起辅酶作用,以及肝病时影响肝中叶酸还原酶的生成,使叶酸不能转变为可利用的四氢叶酸,应选用亚叶酸钙,直接进入组织参与传递“一碳基团”,可肌内注射每次 3 ~6 mg,1 次/d,经 10 ~ 15 d 治疗可减至 3 mg/d,至贫血纠正。

(2)维生素 B_{12} 治疗:维生素 B_{12} 缺乏者,可使用维生素 B_{12} 肌内注射,每次 100 μg,1 次/d,2 周后改为隔日 1 次,渐次延长间歇期达每月 1 次直至贫血纠正。对胃全切除和恶性贫血患者,因维生素 B_{12} 吸收障碍为不可逆性,则需终生维持治疗，每月注射 100 μg。小儿患者肌内注射每次 60 ~ 100 μg，每周 1 ~ 3 次，至纠正贫血。维生素 B_{12} 口服制剂效果较差，因口服的维生素 B_{12} 必须与胃黏膜壁细胞分泌的内因子形成复合物，才能避免被肠液消化而到达回肠末段并与其黏膜细胞上的特殊受体相结合，维生素 B_{12} 从复合物中分离出来进入血液。因此一般不宜采用口服制剂，但如患者拒绝注射给药时可应用口服制剂，用量需较大，每日 300 ~ 400 μg 才能维持血中有效浓度。当人体缺乏内因子时，口服大剂量维生素 B_{12} 仅有 1% 以被动扩散方式被吸收。

(3)试验性治疗：当不能明确叶酸或维生素 B_{12} 究竟何种物质缺乏时，可同时并用叶酸和维生素 B_{12}。叶酸口服 5 ~ 10 mg/d，维生素 B_{12} 肌内注射 0.1 mg/d，用 10 d，根据血象改善情况判断为何种物质缺乏。生理剂量的叶酸只对叶酸缺乏有效，而对维生素 B_{12} 缺乏无效。反之，生理剂量的维生素 B_{12} 只对维生素 B_{12} 缺乏有效，而对叶酸缺乏则无效。如两者均缺乏，则必须同时应用两种药物。

一般在应用治疗药物 1 d 后，骨髓细胞的巨型变即可消失，1 ~ 2 周内可见白细胞和血小板数及中性分叶核过多等均可恢复，4 ~ 6 周内贫血可纠正。在恢复过程中可有相对性缺铁，应及时补充铁剂。

在严重巨细胞性贫血患者开始治疗后，由于细胞恢复迅速，使血浆中钾离子较多转入红细胞内而导致血钾降低，对老年患者和有心血管疾病、食欲缺乏者应及时调整血钾水平。

(4)联合用药：在单纯维生素 B_{12} 缺乏特别是恶性贫血时，不能单用叶酸治疗。因为大量叶酸转成四氢叶酸参与 DNA 合成过程有赖于半胱氨酸转化成蛋氨酸的反应，而此反应所需的辅酶是维生素 B_{12} 的主要成分甲钴胺，所以叶酸治疗加剧了维生素 B_{12} 的缺乏。因此叶酸治疗后虽可见贫血有一定程度的改善，但神经系统症状反而更严重。维生素 C 可促进叶酸转变为有生理活性的四氢叶酸，并提高四氢叶酸及其衍生物的稳定性。故在叶酸治疗过程中可加用维生素 C，每次 0.2 g，3 次/d，某些叶酸缺乏患者单用维生素 C 亦可改善贫血，但恶性贫血不需加用维生素 C。

抗叶酸、抗癫痫及口服避孕药等可影响叶酸的吸收和利用。如甲氨蝶呤、乙胺嘧啶及甲氧苄啶等均与二氢叶酸还原酶有较强亲和力，是该酶的抑制剂，可使叶酸不能还原为二氢叶酸进而还原成四氢叶酸，最终影响 DNA 的合成。

维生素 B_{12} 不宜与维生素 B、维生素 C 或维生素 K 等混合给药。氯霉素、氨基糖苷类抗生素、苯巴比妥、苯妥英钠、秋水仙碱等药物可抑制维生素 B_{12} 在肠道中的吸收。

三、再生障碍性贫血

再生障碍性贫血(aplasticanemia,AA,简称再障)是多种原因引起的骨髓造血功能衰竭所致,外周血呈现全血细胞减少。

(一)病因

1. 化学因素

化学因素包括种类繁多的化学物质和药物。化学物质特别是苯及其衍生物与再障高度相关。药物在再障发病因素中最为常见,引起再障的药物依据其导致再障的作用类型不同分为两类:第一类,和药物应用剂量有关,这类药物在达到一定剂量时就会引起骨髓抑制,但这种抑制一般是可逆的;第二类,和药物应用剂量关系不大,与患者的个体敏感性有关,且所导致的再障一般呈持续性,由于其非剂量依赖和个体敏感,往往难以预防。

2. 物理因素

高能射线如 X 射线、γ 射线、中子射线等可以穿过或进入细胞,通过阻止细胞 DNA 复制而使其增殖抑制,从而减少造血干细胞数量。骨髓是放射线敏感组织,高能辐射可以损害骨髓造血微环境。长期超允许量放射线照射,可致再障。骨髓的抑制程度与放射强度呈剂量依赖性效应。

3. 生物因素

流行病学研究表明,再障可能与多种病毒感染有关,其中以病毒性肝炎最为主要,称为病毒性肝炎相关性再障,继发于乙型或丙型病毒性肝炎,是病毒性肝炎最为严重的并发症之一。肝炎病毒导致再障的具体发病机制尚不十分清楚,可能与直接抑制骨髓造血干细胞、破坏骨髓微环境和免疫因素有关。

4. 免疫因素

某些胸腺瘤、系统性红斑狼疮及类风湿关节炎患者,亦可继发再障,在这些患者血清中可以找到抑制造血干细胞的抗体。由此认为再障的发生与某些免疫因素有关。

5. 阵发性睡眠性血红蛋白尿

阵发性睡眠性血红蛋白尿(paroxysmal nocturnal hemoglobinuria,PNH)和再障关系十分密切,20% ~30% PNH 患者最终演变成典型的再障,约 15% 再障患者可以发生显性 PNH。这两种疾病并存或相互转化称为再障-PNH 综合征。

6. 其他原因

再障亦见于遗传、妊娠、慢性肾衰竭、严重的甲状腺或腺垂体功能减退症。

(二)发病机制

1. 造血干细胞缺乏或有缺陷

动物实验及再障患者骨髓祖细胞体外培养均发现造血干细胞的数量太少或成熟有缺陷,是再障的主要病理表现。

2. 骨髓微环境的缺陷

骨髓微环境包括造血组织中支持造血的结构成分和造血的调节因素。虽然骨髓微环境缺陷导致人类再障的证据尚难定论,但实验研究仍然支持其在发病过程中可能有一定的作用。

3. 免疫功能异常

再障患者中约半数患者 T 细胞亚群分布异常,辅助性 T 细胞/抑制性 T 细胞($CD4^+/CD8^+$)比例倒置。再障患者有 T 细胞的异常激活,T 细胞产生的造血抑制因子(造血负调节因子)如 γ 干扰素、白介素-11、肿瘤坏死因子-α 水平升高。应用抗胸腺细胞球蛋白或大剂量肾上腺皮质激素及环磷酰胺等进行免疫抑制治疗时有确切效果。多数研究结果显示免疫功能特别是细胞免疫异常,骨髓造血组织(造血干细胞)作为靶器官遭受免疫损伤是再障发病的重要机制。

(三)临床表现

1. 急性型再障

起病急,进展迅速,常以出血和感染、发热为首发及主要表现。病初贫血常不明显,但随着病程发展,呈进行性进展。几乎均有出血倾向,60% 以上有内脏出血，主要表现为消化道出血、血尿、眼底出血（常伴有视力障碍）和颅内出血。皮肤、黏膜出血广泛而严重，且不易控制。病程中几乎均有发热，系感染所致，常在口咽部和肛门周围发生坏死性溃疡，从而导致败血症。肺炎也很常见。感染和出血互为因果，使病情日益恶化，如仅采用一般性治疗多数在1年内死亡。

2. 慢性型再障

起病缓慢，以贫血为首发和主要表现。出血多限于皮肤黏膜，且不严重；可并发感染，但常以呼吸道为主，容易控制。若治疗得当，坚持不懈，不少患者可获得长期缓解以至痊愈，但也有部分患者迁延多年不愈，甚至病程长达数十年，少数到后期出现急性再障的临床表现，称为慢性再障急变型。

（四）实验室检查

1. 血象

呈全血细胞减少，贫血属正常细胞型，亦可呈轻度大红细胞症。红细胞轻度大小不一，但无明显畸形及多染现象，一般无幼红细胞出现。网织红细胞显著减少。

2. 骨髓象

急性型骨髓穿刺物中骨髓碎粒很少或无，脂肪滴明显增多。镜下可见有核细胞量很少，尤其是巨核细胞和幼红细胞。非造血细胞增多，尤以淋巴细胞增多明显。慢性型不同穿刺部位所得的骨髓象可以不一致。既可以是增生不良，也可以是增生象，但巨核细胞减少。

3. 骨髓活组织检查和放射性核素骨髓扫描

骨髓穿刺涂片易受周围血液稀释的影响，而骨髓活组织检查对估计骨髓增生情况优于骨髓穿刺。特点是骨髓脂肪变、三系造血细胞和有效造血面积细胞均减少（<25%）。采用放射性核素锝-99或铟-111全身骨髓γ照相可反映全身功能性骨髓的分布。再障时，正常骨髓部位的放射性核素摄取量低下甚至消失。

4. 其他检查

造血祖细胞培养不仅有助于诊断，而且有助于检出有无抑制性淋巴细胞或血清中有无抑制因子。成熟中性粒细胞碱性磷酸酶活力增高，血清溶菌酶活力减低，抗碱血红蛋白量增多。染色体检查除范可尼贫血染色体畸变较多外，一般再障属正常，如有核型异常须除外骨髓增生异常综合征。

（五）治疗原则

1. 一般治疗原则

对获得性再障，应仔细查明病因并给予有效治疗加以去除，避免接触任何可能影响骨髓造血功能的物质，尤其是对骨髓有抑制作用的药物。再障治疗宜采用综合措施，并应强调早期联合治疗。加强支持治疗，是所有再障患者治疗的重要组成部分。应重视个人与环境卫生，特别注意皮肤及口腔清洁，对粒细胞缺乏者采取保护性隔离，预防感染。感染治疗应具针对性，病因不明确时，可应用大剂量广谱抗生素。对于出血症状，尤其对皮肤、口腔、鼻腔的出血，糖皮质激素疗效较肯定，但长期使用可降低抵抗力，导致感染扩散。输血或成分输血是支持治疗的重要内容，但应掌握指征。对于干细胞缺陷引起的再障，年龄 20 周岁以下患者可考虑首选骨髓移植。

2. 药物治疗原则

慢性或轻型再障则首选雄激素治疗，有效率一般在 50% ~60%。部分患者可产生药物依赖性，故病情缓解后不宜突然停药，需进行维持治疗，以减少复发。雄激素治疗的主要不良反应是雄性化作用和肝功能损害。不少研究资料表明，雄激素联合免疫抑制剂如环孢素可提高疗效。

急性或重型再障应以免疫抑制剂为主，有效率一般为 50% ~70%，并可提高细胞因子的疗效。联合用药（同时或序贯）效果优于单一用药，不良反应有过敏反应和血清病等。环孢素对肝肾有损害作用。联合免疫抑制剂是重型再障治疗的主要选择，一般可用免疫抑制剂吗替麦考酚酯和他克莫司。

造血细胞因子对某些非重型再障可能有一定的疗效。目前临床上应用的造血细胞因子有促红细胞生成素（erythropoietin，EPO）、粒细胞集落刺激因子（granulocyte colony stimulating factor，G-CSF）、粒-巨噬细胞集落刺激因子（granulocyte-macrophage colony stimulating factor，GM-CSF）和白介素-2（interleukin-2）。由于再障的疗程较长，必须充分注意药物的副作用和相互作用。

(六)药物治疗

1. 治疗药物分类

(1)免疫抑制剂:常用的主要为抗胸腺细胞球蛋白(anti-thymocyte globulin,ATG)、抗淋巴细胞球蛋白(antilymphocytc globulin,ALG)、环孢素 A(cyclosporine A,CsA)及肾上腺皮质激素等。ATG 或 ALG 是以人胸腺细胞或胸导管淋巴细胞使马、猪、兔等免疫后所得的抗血清经纯化而获得,主要是 IgG。ATG 和 ALG 主要抑制 T 淋巴细胞、干扰细胞免疫,与淋巴细胞结合,掩盖了淋巴细胞表面的受体,使受体失去识别抗原的能力而无法与抗原结合,对骨髓无毒性作用。CsA 可选择性、可逆性地抑制淋巴细胞功能,抑制 T 淋巴细胞释放细胞因子 IL-2,抑制 Ts 细胞的激活和增殖,抑制淋巴细胞产生 γ 干扰素。

(2)雄激素:多选用口服剂型,如丙酸睾酮、十一酸睾酮、司坦唑醇等。雄激素可刺激肾脏产生 EPO,促进红系造血;还可直接刺激骨髓干/祖细胞增殖分化,提高造血细胞对 EPO 的反应性。

(3)造血因子:造血因子是指经 DNA 重组获得的制剂,如 G-CSF、GM-CSF、EPO 等。造血因子直接刺激各阶段造血细胞产生而起效,集落刺激因子(CSF)可刺激骨髓多能造血干细胞向粒细胞、单核细胞集落分化,使其发育为成熟粒细胞、巨噬细胞的体液性造血因子。EPO 为 165 个氨基酸组成的糖蛋白,作用于骨髓中红系祖细胞,促进其增殖、分化和成熟,刺激红细胞生成。

(4)其他药物:大剂量免疫球蛋白可清除侵袭骨髓、抑制造血干细胞生长的有关病毒,并通过免疫介导机制杀伤抑制于细胞生长的淋巴细胞,还能结合 γ 干扰素等淋巴因子,以去除其抑制干细胞生长的作用。

2. 治疗药物的选用

(1)轻型再障:首选雄激素,丙酸睾酮 50 ~ 100 mg/d,肌内注射;司坦唑醇 6 ~ 12 mg/d,口服;十一酸睾酮每次 250 mg,肌内注射,1 次/周,也可口服 120 ~ 160 mg/d。一般连用 3 ~ 6 个月显效,总疗程在 2 年以上。雄激素单用治疗重型再障无明显疗效。

(2)无法进行骨髓移植的重型再障:重型再障预后差,一般治疗常无效,诊断一旦确立宜尽早选用骨髓移植,对无法进行骨髓移植的重型再障可首选免疫抑制剂，常用 ATG、ALG 和 CsA。同时应用细胞因子、雄激素可提高疗效。对于 20 岁以上患者免疫抑制治疗与异基因骨髓移植疗效无明显差别。

免疫抑制剂治疗方案，ATG 2.5 ~4 mg(kg · d)或 ALG 12 mg/(kg · d)，静脉滴注，第 1 ~5 日；泼尼松 1 mg/(kg · d)，口服，共 3 个月；GM-CSF 每次 300 μg，皮下注射，3 次/周，用 1 个月，再 2 次/周，用 1 个月，再 1 次/周，用 1 个月；EPO 每次 3 000 U，静脉注射，3 次/周，用 1 个月，再 2 次/周，用 1 个月，再 1 次/周，用 1 个月。ATG、ALG 的不良反应有过敏反应、发热、皮疹等。CsA3 ~6 mg/(kg · d)，口服，多数病例常需要长期维持治疗，维持剂量 2 ~5 mg/(kg · d)，不良反应主要为肾毒性，须监测血药浓度并维持在 300 ~500 ng/mL，监测肝、肾功能等。

重型再障也可选用大剂量免疫球蛋白 1 g/kg，静脉滴注，4 周 1 次。大剂量甲泼尼龙静脉滴注，20 ~30 mg/(kg · d)，用 3 d；再 10 ~15 mg/(kg · d)，用 3 d；再 5 ~8 mg/(kg · d)，用 3 d；再 3 ~4 mg/(kg · d)，用 3 d；再 2 mg/(kg · d)，用 3 d。

第二节　中性粒细胞缺乏症

外周血中性粒细胞绝对数低于 0.5×10^9/L，称为中性粒细胞缺乏症，为重症粒细胞减少症，极易发生严重的难以控制的感染。此类疾病分先天性和获得性(包括原发性和继发性)两类。以获得性多见，且病因或发病机制颇为复杂。

一、病因和发病机制

从中性粒细胞发生的过程看，在骨髓中可分为干细胞池(多能造血干细胞-粒系定向祖细胞)、分裂池(原始粒细胞-中幼粒细胞)、贮存池(晚幼粒细胞-中性粒细胞)。成熟的中性粒细胞多储存于骨髓，是血液中的 8 ~10 倍，可随时释放入血。中性粒细胞至血液后，一半附于小血管壁，称为边缘池；另一半在血液循环中，称为循环池。

(一)生成障碍

1. 骨髓损伤

正常成人每日在骨髓内生成大量的中性粒细胞,约 10^{11} 个以上。由于电离辐射和化学毒物等物理或化学因素直接损伤骨髓干细胞和祖细胞或骨髓造血微环境,可造成全血细胞减少。

2. 药物抑制

多种药物可抑制或干扰粒细胞的生成,影响细胞代谢,阻碍细胞分裂。

大多数药物直接毒性作用造成粒细胞减少,与药物剂量相关,呈剂量依赖性;有的与剂量无关,如左旋咪唑、氯霉素等;某些药物也可以通过免疫机制引起粒细胞减少。

3. 病毒或细菌感染

中性粒细胞减少可见于病毒感染(流感病毒、肝炎病毒、传染性单核细胞增多症、HIV 等)、细菌感染(包括伤寒、结核、暴发性脓毒血症等)和分枝杆菌感染等。病毒感染后中性粒细胞减少在儿童尤为常见,机制包括中性粒细胞消耗增加和病毒本身对骨髓粒系造血的抑制。

4. 生成受抑或衰竭

白血病等血液系统恶性肿瘤或恶性实体瘤骨髓转移可抑制正常造血;再障可由于骨髓功能衰竭造成全血细胞减少;某些先天性或原发性如周期性粒细胞减少、家族性慢性粒细胞减少及原发性慢性增生低下性粒细胞减少的发病机制亦属于此范畴。

(二)细胞破坏或消耗过多

1. 免疫相关性

(1)药物诱发的免疫性粒细胞减少:多种药物都有可能引起这类并发症,药物诱发的中性粒细胞减少往往在停药后可逐渐恢复。

(2)自身免疫性粒细胞减少:见于全身性自身免疫性疾病如系统性红斑狼疮或淋巴增殖性疾病等。

2. 非免疫性

病毒感染或败血症时,中性粒细胞在血液或炎症部位消耗增多;脾功能亢进时大量粒细胞被脾扣押,遭到破坏,见于充血性脾大、费尔蒂综合征(类风湿关节炎伴脾大)等。

（三）分布异常

大量粒细胞由循环池转移到边缘池，造成假性粒细胞减少现象，此时粒细胞的组成和利用均正常，可见于异体蛋白反应和内毒素血症。

二、临床表现

中性粒细胞缺乏症多为患者对药物或化学物质发生过敏反应或细胞毒性药物治疗或放射治疗所致，属内科急症，起病急骤，全身症状严重，由于短期内大量粒细胞破坏，患者在出现乏力、头晕、咽痛等前驱症状后很快即出现寒战、高热、出血、头痛、全身肌肉和关节疼痛、虚弱、衰竭。体温常波动在38 ~ 41 ℃甚至更高。肺部、泌尿系统、口咽部和皮肤是最易发生感染的部位，黏膜可以出现坏死性溃疡，病灶不易局限呈迅速恶化态势。由于粒细胞缺乏，感染极易扩散，发展成为脓毒血症、败血症和肺部严重感染，死亡率极高。

三、实验室检查

（一）血象

外周血中性粒细胞低于正常值下限，红细胞、血红蛋白及血小板一般均在正常范围，粒细胞缺乏时粒细胞极度降低或缺如，淋巴细胞相对增多，可见中性粒细胞核左移或核分叶过多，胞质内常见中毒颗粒和空泡。

（二）骨髓象

在中性粒细胞缺乏时，骨髓内各阶段的中性粒细胞极度减少，甚至完全消失，粒细胞有明显的毒性改变及成熟受限，淋巴细胞、单核细胞、浆细胞和组织细胞可增多，幼红细胞和巨核细胞大致正常。在恢复期骨髓中先出现原始粒细胞和早幼粒细胞，以后增生逐渐恢复，中幼粒和晚幼粒细胞开始显著增多，最后成熟粒细胞增多。

四、治疗原则

（一）一般治疗原则

治疗的关键是积极寻找与去除致病因素，停用可疑药物，去除有害因素，控制感染，对继发于其他疾患者应积极治疗原发性疾病。对粒细胞轻度减少且无感染倾向，骨髓检查无明显异常者不必过多依赖药物治疗。

（二）药物治疗原则

感染既是粒细胞缺乏的原因也是其结果，粒细胞缺乏患者极易发生危及生命的细菌和真菌感染，应根据病原体的培养结果有针对性地用药，并做到早期、广谱、联合和足量给药。药物和剂量应根据微生物学和血药浓度监测而调整，抗菌药物需用至热退、感染症状完全消失后 4～5 d，败血症需应用 2 周左右。同时需加强支持治疗，注意营养和各种维生素的补给。

五、药物治疗

（一）治疗药物分类

1. 抗生素

青霉素类和头孢菌素类抗生素分子结构中均具有 β-内酰胺环，作用靶点为胞质膜上的青霉素结合蛋白（PBPs），表现为抑制转肽酶的转肽作用，阻止 N-乙酰葡萄糖胺和 N-乙酰胞壁酸与肽聚合物的交叉联结，阻碍黏肽的最终合成，导致细胞壁的缺损，使细胞破裂死亡。氨基糖苷类抗生素对 G^+ 菌、G^- 菌及结核分枝杆菌均有较强的抗菌作用，其作用机制主要为阻碍细菌蛋白质的合成。糖肽类抗生素可抑制细菌细胞壁黏肽的合成，并可能改变细胞膜渗透性及选择性抑制 RNA 合成。

2. 肾上腺皮质激素

常用的口服片剂有泼尼松、地塞米松等，注射剂有地塞米松、醋酸可的松、甲泼尼龙等。肾上腺皮质激素类药物具有抗炎、抗免疫、抗毒素和抗休克作用。当粒细胞缺乏时，由于有严重感染和毒血症存在，糖皮质激素的抗炎、抗毒素和抗休克作用均有一定意义。糖皮质激素通过多个环节抑制免疫反应，可抑制巨噬细胞的吞噬功能，溶解淋巴细胞，特别是对辅助性 T 细胞作用更明显。还可降低自身免疫抗体的生成，减少粒细胞的破坏。

3. 造血因子注射剂

常用 G-CSF 和 GM-CSF。对急性粒细胞缺乏症，诊断明确后应尽早用药。G-CSF 和 GM-CSF 可诱导造血干细胞进入增殖周期，促进粒细胞的增生、分化、成熟并由骨髓释放到外周血,能增加粒细胞的趋化、吞噬和杀菌功能。G-CSF 对周期性粒细胞减少和严重的先天性粒细胞缺乏效果较好,并能加速化疗引起的白细胞减少症的恢复。

(二)治疗药物的选用

确诊为粒细胞缺乏症,应作为急症进行处理。除必须进行隔离和其他的支持治疗外,应尽早使用相应药物。粒细胞缺乏症患者几乎在 1 ~3 d 内均发生严重感染,根据感染的部位和可能感染的菌种不同,在病原菌未明确前可选择 1 ~2 种抗生素联合治疗。呼吸道或肺部感染者,可选用头孢他啶或头孢吡肟 1 ~2 g,每 12 h 1 次,静脉滴注,再加丁胺卡那霉素 0.4 g/d 或奈替米星 0.3 g/d,静脉滴注。如 3 ~5 d 后感染无控制迹象,可加用万古霉素 0.5 g 每 6 h 1 次,或 1.0 g 每 12 h 1 次,或用替考拉宁,根据病原体的培养结果及时调整药物种类和剂量。

对于联合应用广谱、强效抗菌药物 5 ~7 d 无感染控制的迹象或体温下降后复又升高者,应高度怀疑侵袭性真菌感染,进行胸腹部 CT 检查,血、尿真菌培养等相关检查,有条件时可留取血标本进行半乳甘露聚糖(Galactomannan,GM)试验和(或)(1,3)-β-葡聚糖(G)试验。并选择适当的抗真菌药物进行经验性抗真菌治疗,如伊曲康唑或伏立康唑,200 mg,每日静脉滴注 1 次,首 2 d 加倍;或卡泊芬净,首日 70 mg,静脉滴注,其后 50 mg/d,一般需要应用 14 d。亦可选用两性霉素 B,静脉滴注,5 mg 起,逐日加量至治疗剂量,通常为 0.5 ~1.0 mg/kg,由于寒战、发热发生率高,可在静脉滴注中加入 1 ~2 mg 地塞米松;肾毒性发生率高,应密切注意血钾变化,及时补钾,其后根据病情适时改用口服制剂,明确侵袭性真菌感染者持续应用抗真菌药 3 周至 3 个月。必须注意抗感染药导致的二重感染和可能产生的粒细胞减少作用。

造血因子治疗应首选 G-CSF 和 GM-CSF。应用方法为 150 ~300 μg/d 皮下注射或静脉滴注。一般应用到中性粒细胞升至 2×10^9/L 以上,持续 3 d,通常需用药 1 ~2 周,疗效差者可适当延长。但应注意可能出现的发热、畏寒、肌肉疼痛等不良反应。

肾上腺皮质激素适用于免疫因素造成的粒细胞缺乏症或危重病例。在应用足量抗生素类药物的同时,可短期应用肾上腺皮质激素,如地塞米松注射剂 5 ~ 10 mg/d 静脉滴注，用药时间一般不超过 1 周。

治疗过程中可同时应用免疫球蛋白，分为从健康人血浆或血清分离的免疫球蛋白和从人胎盘分离的人胎盘免疫球蛋白，前者含蛋白 10%，其中免疫球蛋白占 95% 以上；后者含蛋白 5%，其中免疫球蛋白占 90% 以上。可用 5 ~ 15 g/d 静脉滴注，持续用药 5 d 或至病情好转。

第三节　白血病

白血病是一类造血干细胞恶性克隆性疾病。克隆性白血病细胞因为增殖失控、分化障碍、凋亡受阻等机制在骨髓和其他造血组织中大量增殖累积，并浸润其他组织和器官，同时正常造血受抑制。临床可见不同程度的贫血、出血、感染、发热及肝、脾、淋巴结肿大和骨骼疼痛。据报道，我国各地区白血病的发病率在各种肿瘤中居第六位。该疾病的死亡率较高，危害较大。

一、病因和发病机制

（一）病因

人类白血病的病因尚不完全清楚，多种因素与白血病发病有关。病毒可能是主要的因素，此外还与放射、化学毒物及药物接触、遗传因素等有关。

1. 病毒因素

RNA 病毒在鼠、猫、鸡和牛等动物的致白血病作用已经肯定，这类病毒所致的白血病多属于 T 细胞型。

2. 化学因素

一些化学物质有致白血病的作用。接触苯及其衍生物的人群白血病发生率高于一般人群。亦有亚硝胺类物质、保泰松及其衍生物、氯霉素等诱发白血病的报道。某些抗肿瘤细胞毒药物，如氮芥、环磷酰胺、甲基苄肼、VP16、VM26 等都有致白血病作用。

3. 放射因素

有证据显示，各种电离辐射可以引起人类白血病。白血病的发生取决于人体吸收辐射的剂量，整个身体或部分躯体受到中等剂量或大剂量辐射后都可诱发白血病。小剂量辐射能否引起白血病仍不确定。经常接触放射性物质(如钴-60)者白血病发病率明显增加。大剂量放射线诊断和治疗可使白血病发生率增高。

4. 遗传因素

有染色体畸变的人群白血病发病率高于正常人。

(二)发病机制

造血细胞发生白血病的机制仍不清楚,可能涉及多个基因突变,某些染色体异常与白血病的发生有直接关系。染色体的断裂和易位可使癌基因的位置发生移动和被激活,基因产物发生质和量的改变,后者可能和白血病的发生和维持有一定关系。如急性早幼粒细胞白血病(acute promyelocytic leukemia,APL)伴t(15;17),使位于17号染色体上的维甲酸受体Q(*RARA*)基因与位于15号染色体上的早幼粒细胞白血病(*PML*)基因发生融合,形成*PML/RARA*融合基因,其蛋白产物可阻断粒细胞的分化,因此全反式维甲酸治疗APL有效。如慢性粒细胞白血病的Ph染色体即t(9;22),形成*BCR/ABL*融合基因,其编码的蛋白具有较高的酪氨酸激酶活性,能刺激造血细胞增殖。如急性淋巴细胞白血病-L3伴t(8;14)导致8号染色体上的*C-MYC*基因与14号染色体上的免疫球蛋白重链基因并列,染色体易位使*C-MYC*基因激活或过度表达,从而破坏了与C-MYC蛋白有关的正常网络,引起肿瘤的发生。白血病的发生可能有一个过程,有些急性白血病是在骨髓增生异常或骨髓增殖症的基础上发生的。白血病引起正常血细胞减少、造血功能衰竭的机制复杂,不仅有骨髓白血病细胞的排挤,而且可能还有细胞和体液介导的造血抑制。

二、临床表现

儿童及青少年急性白血病多起病急骤。常见的首发症状包括发热、进行性贫血、显著的出血倾向或骨关节疼痛等。起病缓慢者以老年及部分青年患者居多,病情逐渐进展。此外,少数患者可以抽搐、失明、牙痛、牙龈肿胀、心包积液、双下肢截瘫等为首发症状。

(一)发热

发热是白血病最常见的症状之一,表现为不同程度的发热和热型。发热的主要原因是感染,其中以咽峡炎、口腔炎、肛周感染最常见,肺炎、扁桃体炎、齿龈炎、肛周脓肿等也较常见。耳部发炎、肠炎、痈、肾盂肾炎等也可见到,严重者可发生败血症、脓毒血症等。发热也可以是急性白血病本身的症状,而不伴有任何感染迹象。

(二)感染

病原体以细菌多见,疾病后期,由于长期粒细胞低于正常和广谱抗生素的使用,真菌感染的可能性逐渐增加。病毒感染虽少见但凶险,须加以注意。

(三)出血

出血部位可遍及全身,以皮肤、牙龈、鼻腔出血最常见,也可有视网膜、耳内出血和颅内、消化道、呼吸道等内脏大出血。女性月经过多也较常见,可以是首发症状。

(四)贫血

早期即可出现,少数病例可在确诊前数月或数年先出现骨髓增生异常综合征(myelodysplastic syndromes,MDS),以后再发展成白血病。患者往往伴有乏力、面色苍白、心悸、气短、下肢水肿等症状。贫血可见于各类型的白血病,老年病人更多见。

(五)骨和关节疼痛

骨和骨膜的白血病浸润引起骨痛,可为肢体或背部弥漫性疼痛,亦可局限于关节痛,常导致行动困难。逾1/3患者有胸骨压痛,此征有助于本病诊断。

(六)肝脾和淋巴结肿大

以轻、中度肝脾大为多见。急性淋巴细胞白血病(acute lymphocytie leukemia,ALL)比急性髓系白血病(acute myelogenous leukemia,AML)肝脾大的发生率高,慢性比急性白血病脾脏大更为常见,程度也更明显。淋巴结肿大ALL也比AML多见,可累及浅表或深部如纵隔、肠系膜、腹膜后等淋巴结。

(七)中枢神经系统白血病

中枢神经系统白血病系急性白血病严重并发症,常见于ALL和AML中的 M4 和 M5,但其他类型也可见到。由于常用化疗药物难以透过血脑屏障,因此成为现代急性白血病治疗的盲点和难点。浸润部位多发生在蛛网膜、硬脑膜,其次为脑实质、脉络膜或颅神经。重症者有头痛、呕吐、项强、视盘水肿,甚至抽搐、昏迷等颅内压增高的典型表现,可类似颅内出血,轻者仅诉轻微头痛、头晕。颅神经(第Ⅵ、Ⅶ对颅神经为主)受累可出现视力障碍和面瘫等。

(八)其他组织和器官浸润

ALL 皮肤浸润比 AML 少见,但睾丸浸润较多见。睾丸白血病也常出现在缓解期 ALL,表现为单或双侧睾丸的无痛性肿大,质地坚硬无触痛,是仅次于中枢神经系统白血病的白血病髓外复发根源。白血病浸润还可累及肺、胸膜、肾、消化道、心、脑、子宫、卵巢、乳房、腮腺和眼部等各种组织和器官,并表现相应脏器的功能障碍。

(九)慢性粒细胞白血病的症状

起病缓慢,早期常无自觉症状,多因健康检查或因其他疾病就医时才发现血象异常或脾肿大而确诊。随着病情发展,可出现乏力、低热、多汗或盗汗、体重减轻等陈代谢亢进的表现。由于脾肿大而感左上腹坠胀、食后饱胀等症状。检查时最为突出的是脾肿大,往往就医时已达脐平面。病情可稳定 1 ~4 年,之后进入加速期,迅速出现贫血及更多症状,然后很快进入急变期,可以急变为 AML 或者 ALL,临床表现与急性白血病完全一样,治疗效果和预后则比原发性急性白血病更差,通常迅速死亡。

三、治疗原则

(一)一般治疗原则

白血病的主要治疗措施为化学治疗、放射治疗、骨髓移植和支持疗法等多种,上述方法的改进和发展,已使白血病患者的完全缓解(complete remission,CR)率、生存期及 5 年无病存活率均有较大提高,抗肿瘤化学治疗仍为最有效疗法。急性白血病的化学治疗取得了很大进展,3 ~5 年无病存活率在儿童 ALL 高达 70% 以上,成人 ALL 也达 35%;儿童 AML 为 40% ~50%,而成人 AML 为 30% 左右。虽然异基因及自身骨髓移植有了较大进展,但其远期疗效是否优于单用化疗或与化疗相当,尚待进一步证实。

化疗的目的在于消灭尽可能多的白血病细胞群或控制其大量增殖，以解除因白血病细胞浸润而引起的各种临床表现，并为正常造血功能恢复提供有利条件。目前常用化疗药物一般都有抑制造血功能的不良反应并且对肝、肾、胃肠道也有毒性作用。所以化疗过程中要严密观察病情，紧密随查血象、肝肾功能，随时调整剂量，化疗方案及剂量必须个体化，既要大量杀灭白血病细胞，又要尽可能保护正常细胞群。

支持疗法是成功治疗急性白血病的重要环节。因此必须做到以下几点。①防治感染：白血病患者正常粒细胞减少，在化疗、放疗后正常的粒细胞恢复缓慢，极易发生感染，要求有洁净环境，注重口腔、皮肤、肛门、外阴的清洁卫生。患者如出现发热，应及时查明感染部位及分离病原菌，并同时应用广谱抗生素。明确病原菌后，根据药敏试验选择有效抗生素。如足量抗生素治疗 3 ~ 5 d 体温不下降则应加用抗真菌治疗。②促进免疫功能和造血功能恢复：为保证患者能耐受化疗可合理使用人基因重组集落细胞刺激因子、免疫增强剂如大剂量静脉注射免疫球蛋白，根据需要选择新鲜全血、浓缩红细胞等，提倡输浓缩红细胞，不仅可避免血容量过多，而且去掉血浆蛋白及其他细胞成分，可减少同种抗体的产生，从而减少后期的输血反应。③防治化疗并发症：化疗时由于白血病细胞被大量破坏，血清和尿中尿酸浓度增高，易产生肿瘤溶解综合征、高尿酸血症等。在肾小管形成结晶可引起阻塞性肾病，应多饮水并碱化尿液，必要时可使用别嘌醇 100 mg，3 次/d，以阻断次黄嘌呤和黄嘌呤的代谢，抑制尿酸合成。④控制出血：加强鼻腔、牙龈的护理，避免干燥和损伤，尽量减少肌内注射和静脉穿刺。血小板 $<10\times10^9/L$ 可输浓缩血小板，保持血小板 $>30\times10^9/L$。化疗期间还须注意预防弥散性血管内凝血。⑤维持营养：白血病系严重消耗性疾病，常有消化功能紊乱，可发生严重的营养不良，必须补充营养，维持水、电解质平衡。⑥积极心理治疗：尽可能将病情、治疗方法和预后交代清楚，使患者和家属配合治疗。

（二）药物治疗原则

白血病治疗的重要手段是应用药物的化学治疗，其目的是减少并最终彻底杀灭体内异常增殖的白血病细胞，以恢复骨髓造血功能，达到病情完全缓解，并延长患者生存期的目的。白血病患者发病时体内有 10^{11} ~ 10^{12} 个以上白血病细胞，白血病治疗可分为两个阶段，诱导缓解和缓解后治疗（巩固强化和维持治疗)。诱导缓解阶段是选择数种作用机制不同的药物联合应用,以期达到完全缓解,即白血病症状和体征消失。血象:Hb≥100 g/L(男性)或90 g/L(女性及儿童),中性粒细胞绝对值≥1.5×10^9/L,血小板≥100×10^9/L,外周血白细胞分类中无白血病细胞。骨髓象:原粒细胞+早幼粒细胞(原单+幼单核细胞或原淋巴+幼淋巴细胞)≤5%,红细胞及巨核细胞系列正常。此时骨髓中白血病细胞减少至5%以下,造血功能恢复,但患者体内仍残存 10^9 ~ 10^{10} 个白血病细胞,疾病并未痊愈。治疗第2阶段即缓解后治疗,一般于第一次取得完全缓解之后2周开始,包括间歇应用原诱导缓解方案或采用更为强化的方案以杀灭残余的白血病细胞。化疗治疗急性白血病的原则为早期、联合、充分、间歇、阶段。

1. 早期

及时尽快进行化疗是因为早期白血病细胞克隆越小,浸润越轻,化疗效果越明显,首次完全缓解越早、越彻底,其完全缓解期与生存期越长。白血病初发时较少耐药,骨髓造血功能尚好,化疗后正常造血功能易于恢复。

2. 联合

联合用药可以提高疗效,减少不良反应。联合组成化疗方案的药物应符合以下条件:①药物应作用于细胞周期不同阶段;②药物作用机制不同,具有协同性;③药物的毒副作用不同。兼顾以上三方面组成的化疗方案有助于实现最大限度杀灭白血病细胞而尽量避免损伤重要组织器官。

3. 充分

充分的化疗时间和剂量才能发挥药物的杀灭白血病细胞作用。白血病细胞增殖周期约5 d,部分药物作用于细胞周期的特异增殖期,如长春新碱作用于有丝分裂期(M期),阿糖胞苷作用于DNA合成期(S期),蒽环类抗生素可作用于细胞周期的每一阶段。一般每一疗程化疗持续7 ~ 10 d,使处于各增殖期的白血病细胞都有机会被杀灭。

4. 间歇

当一疗程结束后,应间歇2 ~ 3周进行第二疗程。因为处于增殖周期的白血病细胞易被药物杀灭,同时大部分白血病细胞株的倍增时间较长。白血病细胞恢复慢于正常造血细胞的恢复,适当间歇有利于正常造血,而正常造血又是白血病缓解的基础。

5. 阶段

急性白血病治疗前，体内白血病细胞数量高达 $10^{11} \sim 10^{12}$，重约 1.0 kg，需经诱导缓解和缓解后治疗（巩固强化和维持治疗）两个阶段。达到完全缓解标准时体内白血病细胞数量为 $10^{9} \sim 10^{10}$，完全缓解后进行 4～6 个疗程的巩固缓解治疗，使白血病细胞数量减少到 10^{4} 进入维持缓解阶段。

四、药物治疗

（一）治疗药物分类

1. 干扰核酸生物合成的药物

这类药物属于抗代谢物，它们的化学结构和核酸代谢的必需物质如叶酸、嘌呤碱、嘧啶碱等相似，可特异性干扰核酸尤其是 DNA 的生物合成，是细胞周期性特异性药物，主要作用于 S 期细胞。

叶酸拮抗剂甲氨蝶呤（methotrexate，MTX）是叶酸类似物，通过竞争性地抑制二氢叶酸还原酶，阻断二氢叶酸还原为四氢叶酸，导致合成胸腺嘧啶核苷酸等核酸的必需原料合成受抑制，造成细胞死亡，该药是治疗急性淋巴细胞白血病的重要药物。嘌呤拮抗剂硫鸟嘌呤（tioguanine，6-TG）在细胞内转变为具有活性的硫鸟嘌呤核苷酸，抑制嘌呤的生物合成，也可掺入 DNA 和 RNA 分子，主要用于急性髓系白血病的治疗。嘧啶拮抗剂阿糖胞苷（cytarabine，Ara-C）在细胞内转变为三磷酸胞苷，后者抑制 DNA 聚合酶进而抑制 DNA 生物合成，Ara-C 对成人急性髓系白血病特别有效，多种治疗方案均以该药为基础药物。

根据药物主要干扰的生化步骤或所抑制的靶酶不同，可进一步分为：①二氢叶酸还原酶抑制剂，如 5-甲氨蝶呤（5-fluorocytosine，MTX）等；②胸苷酸合成酶抑制剂，影响尿嘧啶核苷的甲基化，如氟尿嘧啶（5-Fu）、替加氟（FT-207）及优福定（UFT）等；③嘌呤核苷酸互变抑制剂，如巯嘌呤（6-MP）、硫鸟嘌呤（6-TG）等；④核苷酸还原酶抑制剂，羟基脲（hydroxycarbamide，HU）；⑤DNA 多聚酶抑制剂，阿糖胞苷（Ara-C）等。

2. 影响 DNA 结构和功能的药物

（1）烷化剂：烷化剂环磷酰胺（cyclophosphamide，CTX）、氮芥和塞替派等易与细胞中功能基团如 DNA 或蛋白质分子中氨基、巯基、羧基、羟基和磷酸基发生烷化反应，发挥细胞毒作用。烷化剂是细胞周期非特异性药物，对增殖细胞和非增殖细胞都有杀灭作用。CTX 可用于淋巴瘤的治疗，其他烷化剂如白消安主要用于慢性粒细胞白血病的治疗，苯丁酸氮芥则主要用于慢性淋巴细胞白血病。

（2）DNA 嵌入剂：多为抗生素，如柔红霉素（daunorubicin，DNR）、多柔比星（doxorubicin，ADM）等可嵌入 DNA 和碱基对之间，为细胞周期非特异性药物，但对处于增殖周期的细胞作用更强。安吖啶还可抑制 DNA 聚合酸，从而抑制 DNA 生物合成。DNR 主要用于急性淋巴细胞白血病和急性粒细胞白血病的治疗。柔红霉素、多柔比星、表柔比星（epirubicin，E-ADM）及米托蒽醌等都是临床上有效的蒽环类化合物。放线菌素 D 也属此类药。

（3）破坏 DNA 的金属化合物：如顺铂（cisplatin，DDP）、卡铂（carboplatin，CBP）亦可与 DNA 结合，破坏其结构与功能。

（4）破坏 DNA 的抗生素如：丝裂霉素（mitomycin，MMC），其作用机制与烷化剂相同，博来霉素（bleomycin，BLM）可使 DNA 单链断裂而抑制肿瘤的增殖。

3. 影响蛋白质合成的药物

（1）抑制有丝分裂，影响微管蛋白装配的药物：如长春新碱（vincristine，VCR）、长春碱（vinblastine，VLB）、依托泊苷（etoposide，VP-16）、紫杉醇（paclitaxel）及秋水仙碱等。这类药物影响微管聚合与解聚间的平衡而抑制有丝分裂，使细胞停滞于分裂中期。VLB 主要用于儿童急性淋巴细胞白血病的治疗，VP-16 用于急性粒细胞白血病的治疗。

（2）干扰核糖体功能，阻止蛋白质合成的药物：如三尖杉酯碱（harringtonine，HAR）、高三尖杉酯碱（homoharringtonine，HHT）。

（3）影响氨基酸供应，阻止蛋白质合成的药物：如左旋门冬酰胺酶（L-asparaginase，L-ASP）。淋巴细胞白血病细胞缺乏门冬酰胺合成酶，依赖于外源性门冬酰胺才能生存，L-ASP 可水解门冬酰胺，使肿瘤细胞缺乏门冬酰胺，阻止细胞蛋白质合成。L-ASP 主要用于治疗淋巴系统的恶性肿瘤。

4. 诱导细胞分化和凋亡药物

维 A 酸（all-transretinoicacid，ATRA）的作用与维 A 酸受体和 *PML/RARA* 融合基因有关。ATRA 可以导致 *PML-RARA* 蛋白降解，诱导白血病细胞分化成熟,抑制白血病细胞的增殖,用于治疗早幼粒细胞白血病。三氧化二砷亦是治疗急性早幼粒细胞白血病的药物,其可通过下调 B 细胞淋巴瘤/白血病-2(*bcl*-2)基因表达及改变 *PML-RARA* 蛋白,诱导白血病细胞凋亡。

5. 调节体内激素平衡的药物

这类药物主要有肾上腺皮质激素、雄激素、雌激素、他莫昔分等。肾上腺皮质激素通过影响脂肪酸代谢导致淋巴细胞溶解。用于治疗急性白血病和恶性淋巴瘤。

6. 其他药物

(1)细胞因子:由细胞释放的蛋白质,并能与其他细胞上的受体结合,触发一系列反应,可用来保护骨髓和肠道免于放疗和化疗的毒性,如白细胞介素(interleukins,IL)、肿瘤坏死因子(Tumeur necrosis factor,TNF)、干扰素(Inter-feron,IFN)等。

(2)酪氨酸激酶抑制剂:如伊马替尼,为信号转导通路的抑制剂,是利用分子生物学方法设计的治疗药物;曲妥单抗是一种重组 DNA 衍生的人源化单克隆抗体。

此外,白血病治疗药物可作用于细胞周期的不同阶段,分为两类:①细胞周期非特异性药物,作用于细胞周期的各个阶段,如 CTX、Har、DNR、Mit 等;②细胞周期特异性药物:仅作用于细胞周期的某一阶段或某几个阶段,如 MTX、Ara-C、6-TG 主要作用于 S 期,VCR、VDS 作用于 M 期。

(二)治疗药物的选用

1. 急性髓系白血病的药物治疗

(1)诱导缓解治疗:目前的诱导方案一般含有蒽环类抗生素和阿糖胞苷,DA 方案(DNR+Ara-C)为目前公认的标准诱导缓解方案,疗效较为肯定,其 CR 率为55% ~80%。HOAP 方案(HAR+VCR+Ara-C+P)平均缓解率约 60%,HA 方案(HHT+Ara-C)缓解率可接近 DA 方案,但总的缓解率较急性淋巴细胞白血病低,因诱导过程中一定要通过粒细胞极度缺乏期后,方可进入缓解期。其他方案大多以 DA 为基础变化而来,DAT 方案(DNR+Ara-C+6-TG)CR 率并不比 DA 方案高,故认为没有必要加入 6-TG。阿糖胞苷一般应用至7 d,其 CR 率比用5 d 为高,而用至10 d 并未明显提高 CR 率,剂量100 mg/m^{2}与 200 mg/m^{2}疗效相似。目前白血病治疗强调一次诱导的 CR

率,故有人主张在第7天时采骨髓观察骨髓增生程度和白血病细胞下降的比例,必要时延长至10 d,以提高首次诱导化疗的CR率。Ara-C持续静脉滴注效果比2次/d静脉注射疗效略好。维A酸可使M_3白血病诱导缓解,其缓解率可达85%。但缓解后单用维A酸巩固强化治疗易复发,应联合或交替维持治疗。我国临床试用三氧化二砷对M_3型诱导完全缓解率可达65%~98%,对复发的患者亦有效。

在蒽环类中,DNR发生口腔黏膜炎和胃肠道毒性较ADM少,尤其在婴儿和年龄大于60岁的患者。由于毒性较小,化疗相关病死率较低,CR率较高,总体疗效比ADM高。对年龄<60岁者,DNR 45 mg/m^2疗效优于30 mg/m^2,且毒性小于ADM 30 mg/m^2。用依达比星(idarubicin,IDA,12~13 mg/m^2)取代DNR与Ara-C组成的方案,1个疗程CR率及长期无病生存率均有所提高。IDA仅比DNR少一个甲氧基,脂溶性增高,能更快渗入细胞中,摄入量可达DNR的6倍,其代谢产物活性与LDA相似,生物$t_{1/2}$长,使抗肿瘤作用延长。IDA较DNR的疗效(CR率)相似或稍优,耐药和心脏毒性发生率较低,目前一般作为二线化疗药物。VP-16和VM-26被认为对M_4和M_5型白血病有较好疗效。在DA的基础上加上VP-16在随机对照研究中并未增加成人AML的化疗CR率,但年龄<55岁者的总体生存率(10年25%比14%)和无病生存率(DFS)有所提高。

(2)巩固强化治疗:①原诱导方案继续进行4~6个疗程;②单独使用中等剂量阿糖胞苷,也可合用柔红霉素、安吖啶、米托蒽醌等;③用与原诱导方案无交叉耐药的新方案(如依托泊苷+米托蒽醌),每1~2个月化疗一次,共1~2年。由于长期治疗并不能明显延长急性髓系白血病患者的无病生存期且存在毒副反应,一般主张巩固治疗后不进行维持治疗。

AML累及中枢神经系统者为5%~20%。对AML高危组,如诊断时外周血幼稚细胞增多者,尤其是M_4和M_5型,多数学者仍主张进行中枢神经系统白血病的药物预防。预防的方法同ALL,以鞘内MTX或Ara-C为主,必要时可进行全颅和脊髓放射治疗。

(3)诱导分化治疗:急性早幼粒细胞白血病(M_3)占AML的6.5%~32.0%,其特点是除发热、贫血等AML常见的症状外,出血十分常见,发生率可达72%~94%,常伴有弥散性血管内凝血,是其最常见的死因。在诱导缓解治疗中,患者可因弥散性血管内凝血导致出血死亡,发生率高达30%~

40%。本病伴有特异性染色体改变。

ATRA 可诱导分化治疗 M_3，CR 率高达 80% 以上。近年的随机对照研究表明，ATRA 与标准 DA 方案治疗 M_3 的 CR 率无明显差别，但 ATRA 治疗 CR 后用 DA 等方案强化并用 ATRA 维持治疗比用 ATRA 治疗 CR 后用 DA 等方案强化的患者，长期无病生存率明显提高。ATRA 治疗中无骨髓抑制，不触发弥散性血管内凝血，很少发生弥散性血管内凝血死亡，且复发率低。ATRA 用法，30 ~ 60 mg，每日口服，直至 CR。一般总量为 1 200 ~ 5 280 mg，需 20 ~ 60 d。治疗中 WBC 一般在 3 ~ 4 d 后开始上升，2 ~ 3 周达高峰，可为原水平的 10 ~ 20 倍以上，此后，WBC 渐降至正常，早幼粒细胞分化成熟为中晚幼和成熟粒细胞。治疗后血小板从第 15 ~ 21 日起上升，第 5 ~ 6 周时达高峰，然后逐渐至正常。骨髓一般在 30 d 左右达 CR 标准。ATRA 对化疗缓解后复发的患者与初治同样有效，但 ATRA 治疗获 CR 后，应按普通 AML 进行缓解后强化巩固治疗，并间以 ATRA 维持治疗，4 年无病生存率可达 70%。

ATRA 与化疗药物相比，较为安全。其不良反应主要有皮肤黏膜干燥、头痛、恶心、食欲减退、骨关节疼痛及肝功能改变，经对症处理或适当减少用量可缓解，一般不影响治疗。少数患者可由于白细胞增高而发生白细胞淤滞，可在 ATRA 治疗中加用标准 DA 方案化疗或加用羟基脲。维 A 酸综合征为另一严重并发症，主要表现为发热、呼吸困难、体重增加、胸腔积液、下肢水肿等，也可出现肾功能不全、低血压等表现。与白细胞增高无明显关系，皮质激素治疗有效，可用地塞米松 10 ~ 20 mg，静脉滴注，持续 3 ~ 5 d。

其他可能有诱导白血病细胞分化作用的药物包括阿糖胞苷、高三尖杉酯碱和三氧化二砷，国内曾应用三氧化二砷注射液治疗 72 例 APL（M_3）；初治 30 例，CR 率为 73.3%，难治复发 42 例，CR 率为 52.3%。方法为 0.1% 三氧化二砷注射液 10 mL 稀释于 5% 葡萄糖注射液或生理盐水 250 ~ 500 mL 内静脉滴注 3 ~ 4 h，1 次/d，4 周为 1 个疗程。三氧化二砷对 APL 有诱导分化作用，并可诱导细胞凋亡。主要适用于 ATRA 治疗无效的难治和复发的 APL。必须注意砷剂的毒性作用，可引起胃肠道反应、手足麻木及肝功能损害等。目前诱导分化剂的应用仅对 M_3 疗效较好，对其他类型的白血病尚无有效的诱导分化治疗方法。

2. 急性淋巴细胞白血病的药物治疗

（1）诱导缓解治疗：急性淋巴细胞白血病治疗的标准方案是 VP 方案，即长春新碱和泼尼松,85% ~90%的儿童可在4~6周内获完全缓解,成人CR率达50%以上。但多在半年内复发,需在VP方案的基础上应用多药联合及大剂量化疗药进行诱导缓解治疗。如在VP方案上加门冬酰胺酶(VLP方案)或柔红霉素(VDP方案)或以上四种药物同时使用(VDLP方案)。其中VDLP方案不仅降低了复发率,而且可使儿童ALL的CR率达85% ~100%,成人ALL的CR率达70% ~85%,5年无病生存率(disease free survival,DFS)可达42%。VCR、L-ASP和泼尼松一般对骨髓无明显抑制作用,且复发后再诱导可获再次CR。

(2)巩固强化治疗:诱导方案巩固后,进行多药联合、交替、序贯治疗。巩固强化治疗一般分为6个疗程。第1、4疗程用原诱导方案;第2、5疗程用VP-16+Ara-C方案:第3、6疗程用大剂量甲氨蝶呤1.0~1.5 g/m^2,第1日静脉滴注维持24 h,停药后12 h使用亚叶酸钙(6~9 mg/m^2)肌内注射,每6 h一次,共8次。大剂量MTX可以通过血脑屏障,可替代鞘内注射。

由于大多数化疗药物不能透过血脑屏障,中枢神经系统中浸润的白血病细胞不能在诱导化疗时得到有效治疗,是构成白血病复发的主要原因。同时白血病细胞浸润中枢神经系统后果严重,在巩固强化阶段,必须进行有效的预防和治疗。①预防,一般认为应在完全缓解后1~2周内开始,对高危患者可与诱导化疗同时进行。常用的方法有鞘内注射甲氨蝶呤5~10 mg/m^2,地塞米松每次5 mg,每疗程一次及每次强化时进行一次。②治疗,可用甲氨蝶呤每次10~15 mg缓慢鞘内注射,每周2次,直到脑脊液细胞数及生化检查恢复正常,然后改用每次5~10 mg鞘内注射,每6~8周一次,随全身化疗结束而停用。甲氨蝶呤鞘内注射可引起急性化学性蛛网膜炎,患者有发热、头痛及脑膜刺激征,因此甲氨蝶呤鞘内注射时宜加地塞米松5~10 mg,可减轻反应。若甲氨蝶呤治疗效果欠佳,可改用阿糖胞苷30~50 mg/m^{2}鞘内注射,每周2次。同时可以考虑头颅部放射线照射和脊髓照射,但伴有骨髓抑制等不良反应。

(3)维持治疗:强化巩固后的患者必须维持治疗,在强化治疗的间歇期可考虑每月选用6-MP 75 mg/(m^2·d),连用7 d,间歇3 d;MD 10 mg/(m^2·d),连用7 d,间歇9 d;CTX 100 mg/(m^2·d),连用7 d,间歇3 d交替进行维持治疗,有助于延长缓解期。由于多数化疗药物有毒性作用,所以巩固和维持治疗时间的选择很重要,目前仍无可靠的检测微小残留白血病的手段,但一些随机对照研究比较了维持治疗3~5年的结果,在复发率上无明显差别,因此一般认为应维持治疗3年左右。

3.慢性粒细胞白血病的药物治疗

治疗慢性粒细胞白血病(chronic myelocytic leukemia,CUL)大多数可达完全缓解,但其中数生存期(约40个月)并未改善。联合化疗可使CML中数生存期明显延长,使费城染色体阳性细胞明显减少,甚至可完全抑制,但骨髓抑制发生率较高,易引起感染和出血,仅适合于中、高危病例。一般不联合化疗。

(1)羟基脲:为慢性粒细胞白血病的首选化疗药物,主要作用于S期。抑制核苷酸还原酶,抑制核糖核酸还原为脱氧核糖核酸,选择性地阻止DNA合成。起效快、持续时间较短。用药后2~3 d白细胞迅速下降,停药即回升。常用剂量为每天1~4 g,分2~3次口服。待白细胞减至20×10^9/L左右,剂量减半,降至10×10^9/L时,改为每天0.5~1.0 g,维持治疗。该药作用较快,但缓解时间短,中数生存期与白消安相似,对血小板影响较小,可致红系巨幼样变,有致畸可能,对中枢神经系统有抑制作用,与烷化剂无交叉耐药性。使用白消安中数生存期长,急性变率也较低,可使癌细胞集中在G1期达到同步化,由于G1期细胞对放射治疗敏感,故可为放疗增敏。

(2)白消安:可与DNA双开链形成交叉联结,主要作用于G1及G0期细胞,对非增殖细胞有效。用药2~3周外周白细胞开始减少,停药后白细胞减少持续2~4周,常规剂量为4~8 mg/d,分次口服。当WBC降至20×10^9/L,剂量减半,降至10×10^9/L,可暂停药观察。大剂量可造成严重的骨髓抑制,长期用药可出现肺间质纤维化、皮肤色素沉着,类似慢性肾上腺皮质功能减退,精液缺乏或停经,可促使慢性期提前急变。目前,临床上已很少使用此药。

(3)甲磺酸伊马替尼:在慢性粒细胞白血病患者中,90%伴有Ph'染色体。Ph+ CML患者白血病细胞中的*BCR-ABL*酪氨酸激酶持续活化。伊马替尼是一种特异地针对*BCR-ABL*酪氨酸激酶的靶向治疗药物,它能够与ABL酪氨酸激酶ATP的结合位点特异性结合,抑制ABL酪氨酸残基的磷酸化,从而阻断ABL诱导的细胞增生所需能量的传递。全球进行的最大规模的慢性粒细胞白血病临床试验(IRIS研究)显示,在30个月时,88%的使用伊马替尼的CML慢性期患者保持疾病无进展,只有5%进入疾病的急变或加速期。伊马替尼适用于治疗 Ph(*BCR-ABL*)阳性的慢性期、急变期和加速期的慢性粒细胞白血病。给药方式为 1 次/d 口服给药,服用时并饮大量的水。慢性期 CML 患者剂量为 400 mg/d,加速期或急变期的剂量为 600 ~ 800 mg/d。在应用该药时,应注意外周血象和肝功能的变化,中性粒细胞减少和血小板减少是重要的血液学方面的不良反应,表皮水肿是最常见的不良反应,主要为眼眶周围或者下肢水肿。

(4)阿糖胞苷:作用于 S 期的周期特异性药物,对多数实体瘤无效,与常用抗肿瘤药无交叉耐药现象。口服吸收少,易在消化系统脱氨失活。小剂量静脉滴注 50 ~ 150 mg,1 次/d,可控制病情发展。

(5)α 干扰素:干扰素具有抗细胞增殖作用,不论体外试验或体内治疗都有抑制 Ph 阳性细胞的作用。与联合化疗不同,干扰素对 Ph 阳性细胞的抑制是缓慢发生,达到完全缓解的患者,3 年生存率为 94%。剂量为(3 ~ 9)$\times10^6$ U/d。皮下或肌内注射,每周 3 ~ 7 次,可持续使用数月至 2 年。可分别与羟基脲、白消安和阿糖胞苷合用,提高疗效。毒性反应有发热、寒战、流感样症状,晚期毒性有食欲下降,消瘦、帕金森综合征,免疫性血小板减少等。

4. 慢性淋巴细胞白血病的药物治疗

慢性淋巴细胞白血病(chronic lymphocytic leukemia,CLL)早期一般不需化疗,中后期临床表现较为明显,需给予积极治疗。①首选苯丁酸氮芥 6 ~ 10 mg/d,口服。1 ~ 2 周后减量至 2 ~ 6 mg/d。根据血象调整药物剂量,以防骨髓过分抑制。一般用药 2 ~ 3 周后开始显效,2 ~ 4 个月时疗效较明显。维持半年可停药,复发后再用药,有效率约 50%。②环磷酰胺(50 ~ 100 mg/d)口服,疗效与苯丁酸氮芥相似。③嘌呤拟似物的临床应用是 CLL 治疗的一个突破,氟达拉滨在治疗 CLL 中得到了广泛的应用,剂量为 25 ~ 30 mg/($m^2\cdot$ d),静脉滴注,3 ~ 5 d 为 1 个疗程,每隔 4 周重复应用。临床上常将氟达拉滨与环磷酰胺(FC 方案)或加上米托蒽醌(FCM 方案)联合应用,完全缓解率达到 50% ~ 90%。克拉屈滨、喷司他丁也是有效的药物。④联合化疗,方案有 COP(CTX+VCR+P)、CHOP(CTX+阿霉素+VCR+P)等。⑤生物治疗,单克隆抗体常与化疗药物联合应用,抗 CD20 单克隆抗体是目前应用最广泛的单克隆抗体药物。抗 CD52 单克隆抗体(campath-1H)是另一个近年来临床逐渐开始应用的单克隆抗体。CD20 是 B 淋巴细胞的标志,单抗通过识别细胞表面标志与其结合，达到杀伤肿瘤细胞的目的。抗 CD20 抗体联合化疗对于 CD20 阳性的患者有较好疗效，对于老年体弱患者，复发或化疗耐药患者可以获得较高的缓解率。在治疗中不良反应小、安全性高，总的治疗反应较好。目前认为，在化疗以后应用单克隆抗体，将此作为微小残留病灶的清除治疗，是一种比较合理的治疗方案。

第九章

药物不良反应与药源性疾病

第一节 药物不良反应

药物具有两重性，即治疗作用和不良反应。凡是患者用药后所产生的与用药目的无关或给患者带来痛苦的反应统称为药物不良反应（adverse reactions to drug，ADR）。药物的不良反应是药物固有的作用和机体相互作用的结果。药源性疾病是由药物引起的人体功能或结构的损害，并有临床过程的疾病。它既是医源性疾病的组成部分之一，又是药物不良反应的延伸。近年来，随着各类新药的不断涌现，不良反应和药源性疾病的发生率逐年上升，应当引起医务人员的高度重视。

一、药物不良反应的分类

（一）A 型不良反应（量变型异常）

A 型不良反应的发生与药物的剂量有直接关系，并随剂量的增加而加重。一般可以预测，发生率高，死亡率低。例如镇静催眠药对中枢神经系统的抑制性不良反应就属于 A 型不良反应。

（二）B 型不良反应（质变型异常）

B 型不良反应与药物剂量无关，分为药物异常性与患者异常性两种。药物异常性包括药物有效成分的降解产物、杂质、添加剂、脱色剂、增溶剂、稳定剂、赋形剂、防腐剂等引起的异常作用；患者异常性包括高敏性体质、特异性遗传体质，如红细胞葡萄糖-6-磷酸脱氢酶（G-6-PD）缺乏所致的溶血性贫血等。此外,药物的变态反应、致癌作用和致畸作用也属于B型不良反应。其特点是发生率较低,但死亡率高,一般很难预测,常规的毒理学筛选难以发现。

二、药物不良反应的构成

(一)不良反应

不良反应是指药物在治疗剂量(或常用剂量)下出现的与用药目的无关的作用,一般为可恢复的功能性变化。如阿托品在治疗胃肠痉挛时,因抑制唾液腺分泌引起的口干和扩瞳引起的视力模糊就是不良反应。产生不良反应的药理学基础是药物的选择性低和作用广泛。当一个药物的某种作用被用于治疗目的时,这个药物的其他作用就可能成为不良反应。

(二)毒性反应

毒性反应指用药剂量过大或用药时间过长引起的严重功能紊乱或组织损伤。例如,链霉素引起的耳聋,抗癌药引起的骨髓抑制。个别患者对某种药物特别敏感也容易引起毒性反应。毒性反应在用药后短期内发生,即所谓急性毒性;也有可能在长期用药后逐渐产生,即所谓慢性毒性。此外,某些药物可能有致畸胎、致癌、致突变,即所谓"三致"作用,也称为特殊毒性。

(三)后遗效应

后遗效应指停药后血浆药物浓度已经下降到治疗浓度以下,甚至药物已从体内完全消除,还残存的有害生物效应。后遗效应长短不一,短的只有数小时,如服用苯巴比妥催眠后第2天早晨发生的宿醉现象;也可能很长久,例如,长期应用糖皮质激素后,由于药物对腺垂体(垂体前叶)的负反馈抑制作用,使促肾上腺皮质激素(adreno-cortico-tropic-hormone, ACTH)分泌减少,因而皮质功能减退,一旦停药会发生肾上腺皮质功能不足,需要几个月甚至半年以上才能恢复。

(四)变态反应

变态反应指一部分患者在接触某种药物后,机体对这种药物产生致敏,当再次使用这类药物而发生的异常免疫反应,也称变态反应。常见的变态反应的表现有皮疹、皮炎、发热、血管神经性水肿等,严重的有过敏性休克。

这种反应一般与药物的剂量无关，个体差异也很大。如少数患者接触微量的青霉素就可能引起过敏性休克。

（五）特异质反应

特异质反应是指少数特异体质患者对某些药物反应特别敏感，反应性质也可能与常人不同，但与药物的固有药理作用基本一致，反应的严重程度与剂量成正比。这种特异质反应与遗传有关。例如，红细胞内先天性缺乏G-6-PD的患者在服用伯氨喹后容易发生急性溶血性贫血和高铁血红蛋白血症。

（六）停药反应

停药反应是指患者长期用某种药物，致使机体对药物的作用已经适应，而一旦停用该药，就会使机体处于不适应状态，主要表现是症状反跳，如长期服用可乐定降血压，突然停药后次日血压可能急剧升高。

（七）继发反应

继发反应是由于药物的治疗作用所引起的不良后果，又称为治疗矛盾。如广谱抗生素可引起菌群失调而致某些维生素缺乏，进而引起出血和二重感染；免疫抑制药降低机体的抵抗力也可致二重感染。

三、药物不良反应的发生机制

（一）A型不良反应

1. 药动学原因

（1）药物的吸收：非脂溶性药物口服后吸收不完全，个体差异很大。例如胍乙啶治疗高血压时的剂量为10～100 mg/d，但吸收率为3%～27%不等。如果用药不当，则可引起A型不良反应。

虽然药物进入体循环的量与给药剂量有关，但在口服给药时，也受其他许多因素的影响，如药物的制剂、胃肠内容物、胃肠道蠕动、胃肠道黏膜吸收能力及首关消除等。

（2）药物的分布：药物在体循环中分布的量和范围取决于局部组织的血流量和药物透过细胞膜的难易。心排出量对药物的区域分布和组织灌注速率起主要作用。经肝代谢的药物，如利多卡因主要受肝血流量的影响，当心力衰竭肝血流量减少时,利多卡因的消除速率降低,血浆半衰期延长,容易引起 A 型不良反应。

(3)与大分子结合:多数药物吸收入血后与血浆蛋白结合,其结合率多少,对药效及不良反应均有显著影响。药物如与血浆蛋白结合减少或机体缺乏清蛋白时,游离药物浓度增高,使药效增强,可产生 A 型不良反应。

药物与组织结合也是引起 A 型不良反应的原因之一。如四环素和新形成的骨螯合,产生四环素-钙正磷酸盐络合物,在新生儿可引起骨生长抑制及幼儿牙齿变色和畸形。又如氯喹对黑色素具有高度亲和力,因此,药物高浓度的蓄积在富含黑色素的眼组织中易引起视网膜变性。

(4)药物的生物转化:外源性的化合物主要在肝内进行生物转化。药物在人体生物转化分 2 个阶段,先进行氧化、还原或水解过程,然后再进行结合反应,主要为葡萄糖醛酸化、乙酰化及甲基化等。氧化反应是体内重要的代谢反应,主要在肝细胞内质网中经肝细胞微粒体氧化酶进行。药物氧化的速率主要取决于基因遗传,因此有很大的个体差异。如每天给予苯妥英钠 300 mg,血药浓度范围为 4 ~ 40 mg/L,当血药浓度超过 20 mg/L 时,即可产生运动失调、眼球震颤等 A 型不良反应。

有些肝药酶诱导剂可使另一些药物代谢加速,如巴比妥类催眠药与抗凝剂双香豆素合用可使后者抗凝作用减弱或消失。在临床上,为达到和维持疗效必须加大双香豆素的剂量。一旦停用苯巴比妥时,双香豆素的血药浓度即升高,从而产生 A 型不良反应。相反,一些肝药酶抑制剂,可使另一些药物代谢减慢,如氯霉素通过酶抑制作用延缓苯妥英钠的代谢,使苯妥英钠的血药浓度升高 4 ~5 倍而产生 A 型不良反应。

乙醇和单胺类主要经肝微粒体由单胺氧化酶氧化而代谢。单胺氧化酶抑制剂可抑制上述药物的氧化作用,从而使在肝内由单胺氧化酶进行代谢的药物蓄积而产生 A 型不良反应。

乙酰化是磺胺类、异烟肼、普鲁卡因酰胺和肼屈嗪等许多药物的主要代谢途径。乙酰化有快代谢型和慢代谢型两种,主要由遗传因子控制,黄种人快代谢型较多,白种人慢代谢型较多。慢代谢型者如长期服用异烟肼,在约 23% 的病人引起多发性外周神经炎等 A 型不良反应。异烟肼的肝损害作用,也与乙酰化快慢有关,肝损害的 80% 以上发生在快代谢型者。

(5)肾排泄:婴儿、老年人、低血容量休克和肾功能不全患者,由于肾小球滤过率减少,主要经肾消除的药物或其代谢物的排泄变慢,血浆半衰期延长,易产生A型不良反应,尤以地高辛、氨基糖苷类抗生素和多黏菌素E的毒性较大,要特别注意。

有些药物可经肾小管分泌而排出,如2种药物分泌机制相同,则两药合用可发生竞争性抑制,其中一药可延缓另一药物的排泄,而使血药浓度增加,药效增强,导致A型不良反应发生。

2. 靶器官的敏感性增强

许多药物不良反应属药动学原因,但也有一些是靶器官敏感性增强所致。如神经递质、激素和某些维生素等许多药物是通过与受体结合而发挥药理作用。受体的数目和敏感性有个体差异,而且也可受其他药物的影响。例如乙诺酮本身并无抗凝作用,但如与抗凝药华法林合用,前者可增加华法林对肝受体部位的亲和力,使华法林的抗凝作用明显增强而引起A型不良反应。

(二)B型不良反应

这是一类与药物原有药理作用无关的异常反应,包括药物异常性和病人异常性两种类型。

1. 药物异常性

药物异常性包括药物有效成分的分解产物,药物的添加剂、稳定剂、增溶剂、着色剂等赋形剂以及化学合成过程中产生的杂质所引起的反应。如四环素储存在温暖条件下可降解,形成一种棕色黏性物而引起范可尼综合征。由于药物赋形剂而引起的不良反应,已越来越受到人们的关注和重视。

2. 患者异常性

因为患者异常引起的B型药物不良反应主要与患者特异性遗传素质有关,如红细胞缺乏G-6-PD所引起的溶血性贫血、遗传性高铁血红蛋白症、恶性高热、血紫质病。氯霉素引起的再生障碍性贫血及避孕药甲孕酮、甲地孕酮引起的胆汁淤积性黄疸等。

患者异常引起的B型不良反应也涉及免疫学、致癌及致畸胎等方面。

免疫学原因:大多数药物变态反应为B型不良反应,包括Ⅰ型(速发型或过敏性休克型)、Ⅱ型(溶细胞型或细胞毒型)、Ⅲ型(免疫复合物型)及Ⅳ型(迟发型)反应。变态反应为抗原抗体反应,有些药物或其代谢产物为半抗原,与体内的蛋白质、多糖或氨基酸结合后可成为全抗原而产生抗体。例如青霉素 G 及其降解产物青霉烯酸与蛋白质结合后可成为全抗原,再使用青霉素 G 可引起变态反应。

致癌作用:虽然对不少可能致癌的药物难以做出评价,但近几年来报道一些药物确实与人体的致癌作用有关,如肾脏病人常服用复方阿司匹林片等解热镇痛药,致肾盂癌及膀胱癌的发病率远高于一般人。

致畸作用:动物实验证明不少药物有致畸胎作用,但在人体未必如此,由于反应停数以万计致畸的悲痛教训,因此,认为用于人体的药物须特别慎重。一般在妊娠头 3 个月,胎儿各器官正处在发育关键时期,对药物十分敏感,由于药物影响正常的细胞分裂,容易致畸,故在此期用药应非常谨慎小心,尽量少用或不用为好。

四、药物不良反应的监测

(一)药物不良反应监测方法

目前,常用的药物不良反应监测方法有自发呈报、集中监测、记录联结和记录应用等。

1. 自发呈报

自发呈报分为正式和非正式自发呈报两种形式,前者是指国家或地区设有专门的药物不良反应登记处,成立有关药物不良反应的专门委员会或监测中心,以收集、整理分析自发呈报的药物不良反应资料,并将不良反应信息及时反馈给监测报告单位以保障用药安全。目前,WHO 国际药物监测合作中心的成员国大多采用这种方法。非正式自发呈报无正式登记处,也不设监测中心等组织,大多由医师发现可疑的药物不良反应后向医药商或医药期刊投稿。

自发呈报系统的优点是监测覆盖面大,监测范围广,时间长,简单易行。药物上市后自然地加入被监测行列,且没有时间限制,可以及早形成假说,使药物不良反应得到早期警告。缺点是存在资料偏差和漏报现象。

2. 医院集中监测

在一定时间(如数月、数年)、一定范围(某一地区、几家医院或几个病房)内根据研究的目的详细记录药物和药物不良反应的发生情况,即集中监测。根据监测对象不同可分为住院患者和门诊患者监测。根据研究的目的又可分为患者源性和药物源性监测。前者是以患者为线索,了解用药及药物不良反应情况,后者是以药物为线索对某一种或几种药物的不良反应的监测。我国集中监测系统采用重点医院监测和重点药物监测系统相结合。

集中监测系统通过对资料的收集和整理,可以对药物不良反应全貌有所了解,如药物不良反应出现的缓急、轻重程度,不良反应出现的部位、持续时间,是否因不良反应而停药,是否延长住院期限,各种药物引起的不良反应发生率及转归等。

3. 记录联结

记录联结是指通过独特方式把各种信息联结起来,可能会发现与药物有关的事件。通过分析提示药物与疾病间和其他异常行为之间的关系,从而发现某些药物的不良反应。如通过研究发现安定类药与交通事故之间存在相关性,证实安定类药有嗜睡、精力不集中的不良反应,建议驾驶员、机械操作者慎用。

记录联结的优点是监测大量的人群,有可能研究不常用的药物和不常见的不良反应。可以计算不良反应发生率,能避免回忆和访视时的主观偏差,能发现延迟性不良反应。缺点是需要依赖其他已成熟的系统,专门建立系统,则费用昂贵。

4. 记录应用

记录应用是在一定范围内通过记录使用研究药物的每个病人的所有有关资料,以提供没有偏性的抽样人群,从而了解药物不良反应在不同人群的发生情况,计算药物不良反应发生率,寻找药物不良反应的易发因素。根据研究的内容不同,记录应用规模可大可小。

(二)药物不良反应监测报告系统

各国情况不同,监测系统各不相同。我国药物不良反应监测报告工作由国家药品监督管理局主管。监测报告系统由国家药物不良反应监测中心和专家咨询委员会、省市级中心监测报告单位组成。

(三)药物不良反应报告程序

药物不良反应监测报告实行逐级定期报告制度。严重或罕见的药物不良反应须随时报告,必要时可以越级报告,最迟不超过 15 个工作日。

药品生产、经营、使用的单位和个人发现可疑的药物不良反应病例时，需进行详细记录、调查，并按要求填写报表、向辖区药物不良反应监测中心报告。

我国目前医院报告药物不良反应一般由医师或临床药师填写报告表，交临床药学室，该室对收集的报告表进行整理、加工，对疑难病例由医院药物不良反应监测组分析评定；然后全部上报辖区药物不良反应监测中心，并将收集到的不良反应报告上报国家药物不良反应监测中心。国家中心将有关报告上报 WHO 药物监测合作中心。

WHO 药物监测合作中心要求各成员国每 3 个月以报告卡或磁盘方式向中心报告所收集到的不良反应。WHO 药物监测合作中心将报告汇总分类后定期向各成员国反馈不良反应信息资料。

(四)药物不良反应报告范围

(1)有关新药任何可疑的不良反应。

(2)有明显影响患者治疗可疑的药物不良反应，包括：①可引起患者死亡或危及生命的可疑不良反应；②可导致患者住院或延长住院期或导致明显丧失劳动力的可疑不良反应；③可导致增加住院费用或调查费用的可疑不良反应；④可引起少见的或尚未见到报道的可疑不良反应；⑤妇女妊娠期服用药物而引起畸胎详细情况。

(3)可疑的药物相互作用。

第二节　药源性疾病

一、概述

(一)药源性疾病的概念

药源性疾病又称药物诱发性疾病或药物性疾病，是医源性疾病的最主要组成部分。人类在预防、治疗或诊断疾病的用药过程中，药物作为致病因子引起人体组织、器官功能性或器质性损害并有相应的临床表现和临床过程的一组疾病，称为药源性疾病，其实质是药品不良反应在一定条件下的结果。药源性疾病一般不包括药物急性中毒,后者主要是由于用药量过大而且在短时间内发病。

(二)药源性疾病和药物不良反应的区别

两者既有密切联系又有所区别。

1. 程度与持续时间的不同

药源性疾病是反应程度较重或持续时间较长的不良反应,它引起人体功能或组织结构上的损害,并具有相应临床过程。而药品不良反应则反应程度轻重不一,持续时间长短不同,而一些程度轻且一过性的不良反应,如恶心、头晕等均不能称为药源性疾病。

2. 发生条件不同

世界卫生组织规定的药品不良反应专指在正常剂量和正常用法条件下所发生的与治疗目的无关的或意外的有害反应,排除非正常应用而引起的反应。而药源性疾病既包括发生药品不良反应的条件,又包括由于超量、误服、用药不当或药物滥用造成的后果。

二、药源性疾病的流行病学

(一)药源性疾病的危害

人类对药品不良反应的危害早已有所认识,但对药源性疾病的认识却经历了一个漫长的过程。早在1870—1890年人们成立了委员会调查三氯甲烷麻醉造成猝死的原因,经过调查后才弄清楚是三氯甲烷增强了心肌对儿茶酚胺的敏感性,造成心律失常引起猝死。1922年英国报道了用砷矾纳明(606)治疗梅毒时造成黄疸。随着化学制药工业的飞速发展,大量化学药品被应用于临床,合并用药机会也日益增加,使得药品不良反应和药源性疾病的发生率也快速上升。例如,磺胺类药物广泛应用发生的变态反应性药物性皮疹;以青霉素为代表的多种抗生素的发明和广泛应用,出现了过敏性休克、第Ⅷ对脑神经损害、肾损害、骨骼损害和骨髓抑制;肾上腺皮质激素在临床上的广泛应用引起的不良反应等,特别是20世纪60年代的反应停事件,欧洲、日本、澳大利亚等国的孕妇用沙利度胺(Thalidomide,反应停)治疗妊娠反应致使全世界出现海豹肢畸胎6 000~8 000例,加上其他畸胎共计15 000多例,引起震惊。这些都使人们对药源性疾病的严重性有了进一步的认识和警惕。事实上,药源性疾病的发生与发展同化学药物的日益增多密切相关。目前国外上市的原料药约有 3 600 多种;我国 1949—1985 年,生产原料药 26 类 1 000 多种,制剂 3 000 多种;1985—1992 年共批准西药 414 种,中药 233 种。

由于化学药品的广泛应用,因药品不良反应而住院的患者占住院患者的 0.30% ~5.00% ;0.24% ~2.90% 住院患者死亡是药品不良反应造成的。药源性疾病的发生不仅与化学药品的增多有关,而且由于临床上大剂量用药、长时间或长期用药、多药合并使用等原因,药源性疾病有明显增多趋势。引起不良反应的药品较常见的有抗菌药、解热镇痛抗炎药、皮质激素类、心血管药、抗癌药等。

(二)影响药源性疾病发生的因素

导致药源性疾病发生的因素很多,但不合理用药和机体易感性是其最主要原因。

1. 不合理用药

临床上不合理用药包括药物的滥用、选药不当、违反用药禁忌证、用法不合理、误用和配伍错误。在正常用药情况下尚可发生不良反应,不合理用药更导致对机体的损害。无论国内或国外不合理用药情况都十分严重,据几次全国性合理用药研讨会资料介绍,不合理用药占用药者的 11.3% ~ 32.0% 。临床上不合理用药引起药源性疾病的主要原因可概括如下。

(1)不了解患者的用药史,如药物反应史、过敏史、家族史和遗传缺陷,随意给患者用药。

(2)联合用药时,忽视药品间的相互作用,以致显著地增强某一药品的作用而引起不良反应。

(3)不注意患者原有疾病基础,给予对重要脏器有损害的药品,加剧了原有病变。

(4)用药目的不明确,不了解药品的药效学和药动学规律,造成不应有的药品不良反应。

(5)用药时间长、剂量偏大,药物蓄积致药源性疾病。

(6)用药方法或剂型选择不当。

(7)对老年患者、体弱患者或小儿未做适当的剂量调整而致药物过量或中毒。

(8)患者自行用药、加大剂量或多种药物同时应用。

(9)经济利益驱使滥用药物。

2. 机体易感因素

(1)种族和遗传多态性:近年来已发现的几个重要的遗传多态性是在药物代谢的氧化和乙酰化过程方面。许多药物在肝经乙酰化而被代谢,但人群中乙酰化的速度是不同的,可分为快乙酰化和慢乙酰化者。慢乙酰化者血药浓度高,药物作用持续时间长,易发生药物慢性蓄积中毒,如服异烟肼的慢乙酰化者,其周围神经炎的发生率高达20%,而快乙酰化者仅为3%左右。容易受影响的药物还有普鲁卡因胺、肼屈嗪和苯乙肼等。氧化多态性的代表药物是异喹胍,在不同人的体内,氧化代谢速度相差很大,其降压作用的差异也很大。

(2)G-6-PD 缺陷:G-6-PD 缺陷者当服用伯氨喹、奎宁、磺胺类、硝基呋喃类、氯霉素、对氨基水杨酸、阿司匹林等药物时,可导致急性溶血性贫血。其中以伯氨喹诱发溶血的作用最强。G-6-PD 缺陷是一种遗传性生化缺陷病。中国人 G-6-PD 缺陷者比例为 2%,菲律宾人为 13%,美国人也为 13%,伊朗人为 8%。

(3)性别和年龄:不同性别其药源性疾病发生率也不同。不少报告显示,女性药源性疾病的发生率高于男性。有人调查 1 160 例患者用药后不良反应的发生情况,男性发生率为 7.3%,女性发生率为 14.2%。过敏反应发生率,女性是男性的 2 倍,药源性红斑狼疮、氯霉素引起的再生障碍性贫血和粒细胞缺乏症等,其发生率均是女性高于男性;但药源性皮炎的发生率男性比女性高 50%。

药物不良反应和药源性疾病的发生率与患者的年龄有很大关系。由于老年人身体功能发生变化,各系统器官的功能已逐渐衰老减弱,特别是肝血流量和肝酶活性降低,肾血流、肾小球滤过和肾小管功能的减弱都会使药物的消除速率和量减少,因而应用常规剂量的药物时老年人也可能会出现较高的血药浓度,产生较强的药理效应或毒性反应。老年人的中枢神经系统对药物的敏感性增强,对镇静催眠药和镇痛药的反应比年轻人更敏感。另一方面,儿童,特别是新生儿,各系统脏器发育尚不完善,血中白蛋白和蛋白结合能力较低,血-脑屏障不完善、肝酶活性低,肾清除药物的能力较弱,也较易引起药物不良反应和药源性疾病,如新生儿服用氯霉素可致"灰婴综合征",使用氨基糖苷类抗生素易发生耳毒性和肾毒性,2 岁以下的幼儿对吗啡特别敏感等。

三、药源性疾病的分类与发生机制

(一)药源性疾病的分类

关于药源性疾病的分类,目前尚未见到完全合理的分类法,综合各家观点,根据临床用药的情况,大致可分为以下 4 类。

1. 量-效关系密切型

相当于 A 型不良反应,是药物固有的药理作用增强和持续发展的结果,呈剂量依赖性。

2. 量-效关系不密切型

相当于 B 型不良反应,与药物固有的药理作用无关,主要与个体特异体质有关,与剂量无关。

3. 长期用药致病型

由药物长期应用后产生的不良反应所引起。

4. 药后效应型

药后效应型是停药一定时间后出现的不良反应所致,如致癌、致畸、乳汁中药物对婴儿的不良作用等。

这种分类方法符合药理学和毒理学的量-效关系这一基本概念,同时又考虑到药物与机体的相互影响及遗传毒理学等问题,因此这种分类较为合理。

(二)药源性疾病的发病机制

1. 量-效关系密切型药源性疾病

此类药源性疾病是药物固有药理作用增强和发展的结果,其特点是有剂量依赖性,可预测,每个人均可发生,病理改变可在动物模型中复制,发生率较高,但死亡率不一定高。除了与剂量密切相关外,其发生还受下列因素影响。

(1)药物制剂学的差异:同一种药物制剂不同,生物利用度也不同。澳大利亚一癫痫患者发生苯妥英钠中毒事故，其原因是把原来的赋形剂硫酸钙改为乳糖，增加了苯妥英钠的生物利用度而引起中毒。有时亦可因环境污染造成药物制剂的污染，这对静脉注射剂特别重要。

(2)药动学因素：由于人体代谢的差异，特别是肝脏代谢、肾脏排泄对药物体内过程有很大影响。例如由于遗传药理的差异，慢乙酰化的患者服用异烟肼容易引起周围神经炎；肝病可能影响药物在肝脏的代谢和排泄，肝硬化降低肝脏的清除率，例如患者处于肝性脑病前期时，氯丙嗪应减量，忌用阿片及麻醉催眠药；肝脏合成白蛋白能力的下降，使药物与白蛋白的结合量也下降；肾病使药物排泄受到影响，很多药物在肾功能不全时容易产生毒性，氨基糖苷类抗生素、甲基多巴、地高辛、普鲁卡因胺、喹巴因等应减少剂量，对氨基水杨酸、氯丙嗪、呋喃妥因、丙磺舒、万古霉素等应禁用。

(3)药效学因素：药效学的差异影响着药物的疗效和毒性，而某些脏器的病变又促成药效学的差异。例如肝硬化和急性肝炎时凝血因子产生受到影响，患者易发生出血，凡影响凝血机制或可能引起胃黏膜损伤的药物如抗凝剂、非甾体抗炎药均应避免使用；水和电解质紊乱也可改变某些药物的药效，例如低钾和高钙增强强心苷的药效，低钾降低利多卡因、奎尼丁等抗心律失常的药效。

2. 量-效关系不密切型药源性疾病

由药物引起的与其正常药理作用无关的异常反应，其特点是难预测性，与用药剂量的关系不密切，动物模型不能复制，发生率低，但死亡率高。这类型的药源性疾病同遗传因素和免疫反应异常密切相关。

(1)遗传因素：由于遗传药理学的异常，机体对某些药物呈特异质反应。例如 G-6-PD 缺陷的患者使用伯氨喹、呋喃妥因、非那西丁、阿司匹林、磺胺类、丙磺舒等药物时容易诱发急性溶血性贫血。

(2)变态反应：药物的变态反应是一种与药理特性无关的不良反应。这些反应有的是速发性反应，有的是迟发性反应；与药物剂量无线性关系，往往很小的剂量就可以产生明显的反应，一旦停药，则反应消失；反应仅发生于少数人。这些不良反应可以认为是免疫反应异常，其临床表现为皮疹、红斑、血清病、荨麻疹、哮喘、血管性水肿等。产生上述反应的因素包括药物和患者两方面。一方面，大分子药物如蛋白质(包括疫苗)、多肽(如胰岛素)、多糖类和右旋糖酐等具有抗原性；一些小分子化合物(分子量为 500 ~

1 000)是半抗原,进入人体后与蛋白质载体如白蛋白、变性 DNA、细菌代谢产物等结合后形成具有抗原性的复合物。目前人们对青霉素过敏反应了解得比较清楚,青霉素的半抗原决定簇主要是青霉噻唑化合物,它是在打开青霉素分子的β-内酰胺环后形成的。另一方面,某些患者容易产生变态反应,是由于这些人是过敏体质者,他们往往有过敏病史(哮喘、花粉症、荨麻疹等),过敏体质者有遗传倾向。

药物变态反应类型包括Ⅰ型(速发型)、Ⅱ型(细胞毒型)、Ⅲ型(免疫复合物型)、Ⅳ型(细胞介导或迟发型)。

Ⅰ型(速发型),药物或其代谢产物在体内与组织肥大细胞或嗜碱粒细胞的 IgE 抗体结合,释放活性介质,如组胺、激肽、5-羟色胺和花生四烯酸衍生物等,这些介质可导致变态反应。典型的表现为鼻炎、荨麻疹、支气管哮喘、血管性水肿和过敏性休克。引起这些反应的药物常见的有青霉素、链霉素、局部麻醉药、含碘化合物等。

Ⅱ型(细胞毒型),药物(半抗原)与细胞膜蛋白结合形成完全抗原,刺激机体产生抗细胞成分的 IgG、IgM 或 IgA 抗体,抗体与细胞的抗原成分起反应形成复合物,在补体作用下细胞溶解。这一类型反应主要表现在血液学方面,如血小板减少症、白细胞减少症和溶血性贫血等。奎尼丁、奎宁、地高辛和利福平等易引起血小板减少;保泰松、甲苯磺丁脲、氯磺丙脲、甲硝唑等易引起免疫性白细胞减少;青霉素、头孢菌素、利福平、奎尼丁、奎宁等易产生溶血性贫血。

Ⅲ型(免疫复合物型),在这一类型的反应中,药物(半抗原)与循环中的 IgG 抗体结合后,形成免疫复合物沉积于血管壁、肾小球基底膜或关节滑膜上,在补体的作用下损伤血管内皮细胞,血清病是这类型反应的典型表现。临床表现是发热、关节炎、淋巴结肿大、荨麻疹、皮疹、哮喘等。引起这类反应的药物有青霉素、链霉素、磺胺药和抗甲状腺药物等。

Ⅳ型(细胞介导或迟发型),在这类反应中,药物与蛋白质形成的抗原复合物致敏了 T 淋巴细胞,被敏化了的淋巴细胞一旦与其相应的抗原接触,则产生炎症反应,这种炎症反应不需抗体参与。此型反应多见于因局部用药而引起的皮炎,如局部应用抗生素、抗霉菌药和局部用抗组胺药等。

从临床表现来看,常见的变态反应有以下几种类型。

药热,应用青霉素、苯妥英钠、肼屈嗪、奎尼丁可产生低热,患者常无其他临床症状,停药后低热逐渐消退。

药疹,常见的有中毒性红斑、荨麻疹、多发型红斑、结节性红斑、脉管炎、紫癜、剥脱性皮炎、红皮病、光敏反应、固定性皮疹和中毒性皮肤坏死症等。常引起药疹的药物有青霉素、链霉素、磺胺类、解热镇痛抗炎药、巴比妥类等。

结缔组织病,类似红斑性狼疮综合征,常见于普鲁卡因胺、肼屈嗪、苯妥英钠和乙琥胺。慢乙酰化患者应用肼屈嗪和普鲁卡因胺时最容易发生红斑狼疮。

血液系统障碍,血小板减少、粒细胞减少、溶血性贫血和再生障碍性贫血等。

呼吸系统病症,药物性哮喘(特别是由阿司匹林引起的哮喘)、肺炎合并红斑性狼疮、肺嗜酸性粒细胞增多症。

3. 长期用药致病型药源性疾病

此型药源性疾病与用药时间、用药剂量或两者都有密切关系。其发病往往是用药不当或药物滥用造成的后果。临床表现如下。

(1)机体适应性:单次用药量过大时常产生急性毒性反应,而慢性疾病长时间用药,机体就出现对药物的适应性问题。此在麻醉镇痛药、精神和神经系统药尤为突出,如阿片类、镇静催眠药、中枢兴奋药、可卡因、乙醇等引起的依赖性,一旦停止用药出现戒断现象。典型的例子是阿片等麻醉镇痛药的戒断现象;乙醇的戒断症状是震颤性谵妄;突然停用巴比妥,可产生不安、精神错乱或痉挛;突然停用苯二氮䓬类药,可出现焦虑。

(2)反跳现象:某些慢性病长期用药治疗后,如突然停止用药,可使原有疾病加重,出现反跳现象。例如突然停用中枢性抗高血压药可乐定,可加重高血压;在治疗心肌缺血中,突然停用β受体阻滞剂也出现反跳现象;肾上腺皮质类固醇药物长期应用后,因反馈性抑制了丘脑-垂体-肾上腺系统的功能,肾上腺萎缩,突然停止用药,可产生急性肾上腺皮质功能不全症状,原有的病情亦加重,所以停用皮质类固醇应采取逐渐减量法。

(3)其他:氯喹很容易与黑色素亲合,存留在角膜上皮上,应用氯喹1~2个月后有30%~70%患者产生角膜病,存留在视网膜上则发生色素性视网膜病。长期服用含有非那西丁的解热镇痛药,可以发生乳头状和髓状肾坏死,伴肾小管萎缩,进而发展成退行性或纤维性变,这些病变可扩展到肾皮质而产生肾小球损伤以及广泛性的间质性肾炎。临床表现有腰痛、血尿、输尿管梗阻,有时还可以出现肾衰竭。长期应用氯丙嗪治疗精神和神经系统疾病,可因药物阻断多巴胺受体功能而出现锥体外系症状。长期大量服用抗心律失常药胺碘酮可引起肺泡炎和肺纤维化。

4. 药后效应型药源性疾病

此型药源性疾病的特点是停用药物若干时间后才出现药物不良反应。

(1)药物的后遗作用:例如用放射性^{131}I治疗甲亢,可能在多年后发生甲状腺功能低下。

(2)药物的致癌性:由于癌症的发生机制和原因大部分还不清楚,区别癌症是自发性还是药源性比较困难,但有足够证据证明有多种药物可以致癌。药物致癌有3种可能性:①激素作用,为了治疗更年期综合征,常用雌激素替代疗法,有增加子宫内膜癌的可能。动物实验结果证明,长期大剂量服用雌激素可以产生肝癌。应用雄性激素治疗再生障碍性贫血,用药量大、时间长能诱发良性肝脏肿瘤。②遗传因子毒性,某些化合物分子与细胞核DNA分子结合后,改变基因表达,引起细胞生长异常,产生肿瘤。例如患者长期应用烷化剂有增加膀胱癌的危险;滥用非那西丁容易患肾盂癌等。③抑制免疫反应,接受免疫抑制剂治疗的病人,发生肿瘤的危险性大大增加。例如肾移植病人使用巯唑嘌呤合并皮质类固醇药物时,发生淋巴瘤的危险性增加。另外,免疫抑制的患者也易发生肝癌、膀胱癌、支气管腺癌、皮肤鳞癌及黑色素瘤等。

(3)药物的生殖毒性:①抗生育,细胞毒药物通过抑制女性卵巢功能和致使无月经或造成男性精子缺乏而影响生育。②致畸性,某些药物通过胎盘影响胎儿的生长发育,造成畸形,反应停事件就是一个沉痛的教训。药物的致畸性与胎儿生长发育的阶段有关,妊娠早期特别是怀孕2~8周,这是器官形成期,容易造成畸形。其后,致畸药可影响胎儿的生长、发育、器官结构的完全性,特别是大脑的发育。现已证实或高度怀疑有致畸作用的药物有,甲氨蝶呤、雄性激素、白消安、苯丁酸氮芥、秋水仙碱、环磷酰胺、己烯雌酚、异维A酸、巯嘌呤、苯妥英钠、丙卡巴嗪、孕酮类、沙立度胺(反应停)、丙戊酸钠。

还有些药物通过胎盘造成胎儿生长发育、生理功能损害,此类药物在妊娠期禁用或慎用。

1)氨基糖苷类抗生素,因使第Ⅷ对脑神经受损,致耳聋,非必要时,孕妇禁用。

2)抗甲状腺药物,可致胎儿甲状腺功能低下,孕妇用量应减半。

3)阿司匹林,动物实验发现对早期妊娠有致畸作用。在人类也有致畸报告,妊娠最后2周应用可增加胎儿出血或新生儿出血的危险。

4)苯二氮䓬类,在妊娠初期3个月内,有致畸危险。在围产期应用,可使新生儿中枢神经活动受抑制,导致"松软婴儿症",表现为新生儿肌张力低下,呼吸困难,吮吸困难。

5)氯霉素,由于婴儿肝发育不成熟,代谢氯霉素能力低下,按儿童剂量给婴儿用药时,可出现"灰婴综合征",表现为苍白、发绀、微循环障碍、体温不升、呼吸不规则等。故在妊娠期,尤其妊娠末期禁用。

6)口服抗凝剂,妊娠早期服用可致畸;产前服用可致新生儿或胎儿内出血和产妇分娩流血过多。因此,妊娠期禁用。

7)口服磺酰脲类降血糖药,动物实验和临床观察证明可造成死胎或胎儿畸形;围产期使用,可致婴儿低血糖。因此,孕妇禁用。

8)哌替啶,分娩时应用哌替啶镇痛,对婴儿无影响,但用量不能过大。如婴儿呼吸受抑制可用纳洛酮对抗之。如果母亲对麻醉镇痛药有成瘾性,婴儿也有戒断现象。

9)磺胺类药,磺胺类药与胆红素竞争蛋白质结合部位,可致游离胆红素增高,新生儿肝功能不完善,对胆红素处理能力差,较易发生高胆红素血症和新生儿黄疸,甚至核黄疸。

10)四环素,此类药物可透过胎盘屏障进入胎儿体内,沉积在牙齿和骨中,引起牙齿变色,影响牙和骨骼的发育。

11)噻嗪类利尿药,此类药物容易造成婴儿血小板减少,可能直接损害骨髓造血功能,在妊娠晚期禁用。

(4)乳汁中药物的不良反应:乳汁中药物进入婴儿体内也可造成不良反应,其中药物分子量小、药物在血中的游离浓度高、脂溶性高且呈弱碱性者,在乳汁中含量较高,从乳汁中排出量较大,婴儿从乳汁中得到药物可对婴儿造成不良反应。红霉素(静脉注射)、磺胺异噁唑、卡马西平、巴比妥盐、地西泮、抗癌药、锂制剂、抗甲状腺药、链霉素、口服降血糖药、口服避孕药及喹诺酮类等,在哺乳期禁用。另外,青霉素在乳汁中的浓度虽然很低,也可能引起婴儿的过敏反应。呋喃妥因对 G-6-PD 缺陷的婴儿毒性大，磺胺类药物可引起 G-6-PD 缺陷婴儿发生溶血、核黄疸。

药源性疾病还可按机体受损系统或器官分类，可有药源性肝病、药源性肾病、药源性血液病、药源性心血管病、药源性神经精神疾病、药源性呼吸系统疾病、药源性消化系统疾病、药源性眼耳疾病等。在这里不做一一介绍。

四、药源性疾病的诊断和处理原则

(一)诊断原则

诊断药源性疾病时必须考虑下列情况：①患者的用药史。患者必须有明确的用药史，既往是否有类似反应，家族中是否有同样病史。②用药时间和发病时间的先后顺序关系。药源性疾病应发生于用药之后。③用药的剂量和用药的持续时间。④临床表现与原有疾病及药物可能致病的关系。⑤是否符合 A 型或 B 型不良反应的反应特征。⑥病理学检查、实验室检查、血药浓度监测等是否与该药的不良反应相符。⑦停药后症状是否减轻，再次用药是否出现相同的反应。⑧合并用药时还要从多种药物中寻找出致病药物。⑨必须排除药物以外的其他因素。

(二)处理原则

1. 停药

一旦发现某种药物引起药源性疾病应立即停用该药物。由于药源性疾病多有自限性，症状轻者，待药物自体内消除后，可以缓解。疑为药源性疾病又不能确定为哪种药物引起时，停药有两种方法：一是停用可疑药物，观察症状是否逐渐改善，并确认致病药物；二是停用全部药物，临床症状改善可提示疾病为药源性，再根据病情采取治疗措施并找出致病药物。对于较严重的药源性疾病应采用这种停药方法。

2. 对症处理

对症状严重者须做对症治疗，给予支持疗法；采取促进药物排泄、代谢的措施；致病药物明确者，可选用特异性拮抗剂；对药物性变态反应，可用抗组胺药和皮质激素进行治疗，并将致病药物告知患者，防止日后再度发生。

五、药源性疾病的预防

(一)提高对药物不良反应和药源性疾病危害性的认识

充分认识到药物不仅能治疗疾病,也会有不良反应发生,甚至引起药源性疾病。因此,用药过程中要密切观察药物反应,尽可能把药源性疾病的发生降低到最低限度。

(二)做到合理用药

滥用和误用药物是引起药源性疾病的主要原因,如能合理用药,大多数药源性疾病是可以避免的。合理用药的原则如下。

(1)严格掌握用药指征,慎重选择药物、药物剂量及适当的用药途径,并排除禁忌证。

(2)需联合用药时,目的性要明确,注意药物之间的相互作用。

(三)加强用药监护

(1)进行治疗药物监测(therapeutic drug monitoring,TDM),仔细观察临床药效和治疗效果,根据药代动力学原理调整给药方案,使药物治疗达到比较理想的程度。对治疗指数窄、毒性强的药物,如强心苷、氨茶碱、环孢素等药物进行血药浓度监测。

(2)密切观察病情,及时发现和识别药物不良反应,并做出适当的处理。

(四)加强药物安全监督

(1)新药研制过程中要进行全面的毒理学研究。对新药进行严格的临床前药理试验和临床试验。

(2)新药上市后进行安全性监督。新药上市后在一个广阔的范围内进行试验和经过一定的时间后,药物的毒性才有可能得到比较充分地暴露。如反应停的致畸性、保泰松引起再生障碍性贫血、氨基糖苷类抗生素引起的药物性耳聋等。另一方面,新药上市后要加强医院等用药单位对药物不良反应的监测和报告,要用药物管理政策和制度来保证药物的社会安全性评价。

参考文献

[1]曹红.临床药物治疗学[M].北京:人民卫生出版社,2019.

[2]陈冠容.临床常见疾病药物治疗学[M].北京:人民卫生出版社,2016.

[3]崔红霞.临床药学与药物治疗学[M].昆明:云南科技出版社,2020.

[4]郭勇.临床药物治疗学[M].北京:科学技术文献出版社,2018.

[5]姜远英.临床药物治疗学[M].4版.北京:人民卫生出版社,2016.

[6]蒋学华,杜晓冬.实用临床药物治疗学[M].北京:人民卫生出版社,2019.

[7]金剑,吴飞华.临床药物治疗学[M].上海:上海交通大学出版社,2015.

[8]李明亚.临床药物治疗学[M].北京:中国医药科技出版社,2015.

[9]李雄.临床药物治疗学[M].北京:中国医药科技出版社,2019.

[10]刘昌孝.抗体药物的药理学与治疗学研究[M].北京:科学出版社,2015.

[11]卢英广.现代临床药物治疗学[M].西安:西安交通大学出版社,2017.

[12]王辉.实用治疗药物学[M].上海:上海交通大学出版社,2019.

[13]闫美霞.临床药物治疗学[M].西安:西安交通大学出版社,2017.

[14]杨云梅.老年病药物治疗学[M].北京:人民卫生出版社,2017.

[15]姚继红,韩瑞兰.临床药物治疗学[M].北京:科学出版社,2017.

[16]臧晔,赵立春,刘江红.综合临床药物治疗学[M].昆明:云南科技出版社,2018.

[17]翟所迪.药物治疗学[M].北京:国家开放大学出版社,2019.

[18]张庆柱.药物治疗学[M].济南:山东大学出版社,2016.

[19]赵天.临床药物治疗学[M].北京:科学技术文献出版社,2016.

[20]钟明康,王长连,洪震.临床药物治疗学[M].北京:人民卫生出版社,2019.